Essen Sie sich schlank

Jutta Lamy / Christina Zacker

Essen Sie sich schlank

Nahrungsmittel, die abnehmen helfen

MIDENA

Die Autorinnen:
Jutta Lamy ist diplomierte Ökotrophologin.
Sie hat viele Jahre als Ernährungsberaterin für die Deutsche Gesellschaft für Ernährung gearbeitet.
Christina Zacker ist freiberufliche Journalistin mit mehrjähriger Erfahrung im Bereich Ernährung.

Die Deutsche Bibliothek – CIP-Einheitsaufnahme

Lamy, Jutta:
Essen Sie sich schlank : Nahrungsmittel, die abnehmen helfen/ Jutta Lamy ; Christina Zacker. – Küttigen ; Aarau : Midena-Verl., 1995
ISBN 3-310-00216-0
NE: Zacker, Christina:

Midena Verlag, CH-5024 Küttigen/Aarau

Redaktion: Franz Leipold
Zeichnung: Andreas Schaad, Fürth
Layout: Marion Kraus
Umschlaggestaltung: Ruth Gnosa, Hannover
Satz: Gesetzt aus der 10/13 P. Concorde von satz-studio gmbh, Bäumenheim
Druck und Bindung: Westermann Druck GmbH, Zwickau

Printed in Germany
ISBN 3-310-00216-0

Inhalt

Vorwort

Jedes Jahr aufs neue kann man im Frühjahr in allen möglichen Frauenzeitschriften die besten, schnellsten und wirksamsten Diäten nachlesen. Jedes Jahr aufs neue machen sich Millionen – nicht nur Frauen, sondern auch immer mehr Männer – an die schwierige Aufgabe, ein paar Pfunde oder sogar einige Kilos abzuspecken: um wieder in den Bikini zu passen, um beim Laufen nicht so schnaufen zu müssen, um die Schnürsenkel an den Schuhen ohne Probleme selbst zubinden zu können – oder einfach, um sich wohler zu fühlen. Und jedes Jahr aufs neue stellen Millionen Bundesbürger fest, daß ihnen die mühsam abgehungerten Pfunde nur ein paar Wochen später wie durch ein böses Wunder wieder auf den Hüften sitzen. Irgendwann sind alle Hemmungen nämlich wieder gefallen, ist die Eßbremse wieder gelöst – und dann zeigt die Waage jede Woche wieder mehr an.

Sie haben bestimmt ähnliche Erfahrungen gemacht – sonst hätten Sie nicht zu diesem Buch gegriffen. Sie haben im Laufe Ihres Lebens schon etliche Kilogramm – in den vielen Jahren vergeblicher Hungerkuren vielleicht schon einige Zentner! – mühsam ab- und ebenso rasch wieder zugenommen.

Ernährungswissenschaftler haben einen Namen für dieses Auf und Ab des Körpergewichts nach Diäten und Hungerkuren: Sie nennen es den Jojo-Effekt. Die Ursache dafür ist ganz einfach darin zu suchen, daß der Körper aus der überstandenen »Notzeit« der Diät gelernt hat. Daß er deshalb die überschüssigen Kalorien bei der ersten »Freßorgie« – und das heißt in diesem Fall: das erste Mal, wenn Sie wieder »normal« essen – sofort wieder als Fettdepot anlegt. Es gibt nur eine einzige Möglichkeit, dies zu verhindern: indem man auf alle Wunder- und Crash-Diäten verzichtet.

Um dauerhaft abzunehmen, kommt es auf ganz etwas anderes an: mit Verstand zu essen – und dabei trotzdem Freude am Essen zu haben. In diesem Buch wollen wir Ihnen zeigen, wie das geht. Sie werden auf keinen Genuß verzichten müssen – auch nicht (wenigstens hin und wieder!) auf heißgeliebte Leckereien, die bei jeder anderen Diät vielleicht strikt verboten sind.

Sie werden sehen: Man kann sich regelrecht schlank essen. Und man kann ein Leben lang auch schlank und gesund bleiben. Mit allen Vorteilen, die das Normal- oder sogar Idealgewicht mit sich bringt:
- einer schlanken Figur,
- einer sportlichen Erscheinung,
- einem gesunden Körper.

Mit vielen Tips und Ratschlägen und mit leicht verständlichen Tabellen wollen wir Sie auf den richtigen Weg bringen. Dann werden Sie nämlich nicht nur etliche Pfunde Übergewicht verlieren, sondern Sie werden Ihre Traumfigur auch behalten – und dabei auf nichts verzichten müssen.

Baden-Baden, im Herbst 95
Christina Zacker

Kapitel 1

Warum wollen Sie überhaupt abnehmen?

Sind Sie wirklich zu dick?
Oder wollen Sie einfach nur den »Winterspeck« wieder loswerden, damit Sie in den Bikini vom vergangenen Jahr passen?
Seit Jahren ist das immer gut gegangen: Über die kalten Wintermonate haben Sie so zwei bis drei Kilos zugelegt. Sie haben kaum Sport getrieben und Sie wissen genau: Wenn die ersten schönen Tage kommen, Sie sich wieder aufs Fahrrad schwingen, wieder viel spazierengehen oder joggen, dann sind die paar Pfunde schnell wieder runter.
Dann können Sie das Leben und das Essen wieder ganz selbstverständlich genießen. Sie Glückliche(r)!

Fast ein Drittel der Bundesbürger hat Übergewicht

Leider klappt das so nur bei den wenigsten. In Deutschland haben – wie in fast allen Industrieländern – die meisten Menschen Übergewicht. Etwa ein knappes Drittel der Bundesbürger weist sogar ein Körpergewicht auf, das über der Norm liegt, und das deshalb für die Gesundheit, aber auch für die Leistungsfähigkeit von Nachteil ist.

Dazu kommt noch, daß Schlanksein in unseren Breitengraden heute nicht nur mit Schönheit, sondern auch mit Erfolg gleichgesetzt wird.

Für Frauen ist es heutzutage fast schon eine Selbstverständlichkeit, Diät zu halten. Die wenigsten sind mit der eigenen Figur zufrieden. Männliche Ideale bestimmen und bestimmten, wie die perfekte weibliche Figur auszusehen hat. Und so kasteien sich Millionen Frauen – und das seit Jahrhunderten! –, um sich dem jeweiligen Idealbild anzunähern.

Wie viele Ängste spielen mit, wenn es in der Beziehung nicht so klappt, wie man sich das vorstellt?! Oder wenn man zur Zeit vielleicht sogar ohne festen Partner lebt: Liegt es nicht doch an meiner Figur? So fragt sich (fälschlicherweise!) manche Frau.

Auch Männer achten heutzutage auf ihre Figur

Zunehmend sind von dem Wunsch nach einer »guten Figur« auch Männer betroffen: Denn im Fernsehen sehen wir jeden Tag in unzähligen Werbespots, wie toll männliche Models aussehen – und so müssen sich Männer mehr und mehr den kritischen Blicken ihrer Frauen oder Freundinnen aussetzen. Warum soll SIE sich mit einem bierbäuchigen und ungepflegten Typ im stramm sitzenden Trainingsanzug abgeben, wenn nebenan der schicke, junge Nachbar wohnt, der seinen Body viermal pro Woche im »Studio stylt«? Und selbstverständlich rank und schlank ist...

Diäten werden zum Zwang

Zu fasten, sich einseitig zu ernähren, um nur ja eine »gute Figur« zu bekommen oder zu erhalten, ist bei vielen Bundesbürgern zu einer zwanghaften Handlung geworden. Eßstörungen und Krankheiten, die daraus entstehen, nehmen immer mehr zu. Das zeigt der Ernährungsbericht der Deutschen Gesellschaft für Ernährung (DGE) von 1992 ganz deutlich: Abnehmen kann zu einer regelrechten Sucht werden. Gestörtes Eßverhalten wird zu einem Teufelskreis aus Hungern, unkontrolliertem Essen, Gebrauch von Abführmitteln und selbst ausgelöstem Erbrechen: Die Eß-Brechsucht (Bulimie), die bis vor kurzer Zeit lediglich bei Frauen beobachtet wurde, kommt mittlerweile auch bei Männern vor.

Wer häufig zwischen Diäthalten und normalem Essen hin und her wechselt, ist besonders gefährdet: 90 Prozent der Männer und Frauen, die vier oder mehr Diäten gemacht haben, leiden unter Eßstörungen: Heißhungeranfälle, übertriebenes Süßigkeitsverlangen, Essen aus Langeweile. Das kann eben bis zur Eß-Brechsucht (Bulimie) gehen: Immerhin drei bis sechs Prozent der Frauen und ein bis zwei Prozent der Männer sind eß-brechsüchtig. Dagegen kann nur noch eine psychotherapeutische Behandlung helfen.

Nicht jeder kann eine Mannequinfigur haben

Der Wunsch, wie ein Fotomodell auszusehen, auf keinen Fall vom Idealbild abzuweichen, das uns tagtäglich von der TV-Werbung suggeriert wird, treibt viele dazu, mit Gewalt abnehmen zu wollen. Der gesellschaftliche Druck, der schlank und schön mit erfolgreich – ob im privaten Rahmen oder im beruflichen Leben – gleichsetzt, hat in den letzten Jahren immer mehr zugenommen.

Diäten in Zeitungen und Zeitschriften z. B. sind für jeden Chefredakteur ein »Muß« – kurbelt es doch die Verkaufszahlen an, wenn man mit »Fünf Pfund runter in fünf Tagen« werben kann. Der gesunde Menschenverstand müßte eigentlich jedem Leser und jeder Leserin sagen: Wer so schnell so viele Pfunde verliert, hat sie natürlich auch schnell wieder drauf. Und: Es kann auch nicht gesund sein. Trotzdem versuchen es Millionen jeden Tag aufs neue: Diät zu halten. Und so

- starrt man auf Tabellen,
- zählt Kalorien,
- kasteit sich,
- treibt im Schweiße seines Angesichts Sport,
- wird unleidlich, weil man sich so manchen Genuß versagt –

und das alles nur, um ein paar Wochen nach der Diätkur festzustellen: Es war wieder mal umsonst. Es dauert meist nicht lange, dann fängt das Spiel von vorne an: ein echter Teufelskreis.

Diät macht dick

Ernährungswissenschaftler wissen schon seit langem: Wer häufig Diäten macht, ist nicht nur anfällig für Eßstörungen, sondern nimmt nach jeder Gewichtsabnahme auch wieder zu – mehr, als man vorher mit Müh' und Not weggehungert hat. Man nennt dies den *Jojo-Effekt:* Unser Körper ist nämlich ganz und gar nicht damit einverstanden, daß er plötzlich – mit einer Diät – auf Notrationen gesetzt wird. Er stellt sich aber darauf ein: Denn Jahrtausende lang war die Suche nach Nahrung der einzige Zweck des Daseins für den Menschen. Nicht immer erfolgreich; deshalb lernte unser Körper, sich auch in Hungerzeiten zu behaupten. Er stellt sich um und kommt mit weniger Nahrung aus. Auch während einer Diät beispielsweise.
Das Teuflische jedoch ist: Wer nach einer Diät wieder »normal« ißt, hat bald sein altes Gewicht (und häufig noch einiges mehr!) erreicht. Denn der Körper hatte sich ja auf »Notration« eingestellt – und verwertet deshalb die jetzt wieder »normal« zugeführten Kalorien besonders gut. Er legt sich sofort wieder Fettreserven an – für künftige Notzeiten. Und die kommen gewiß, bei der nächsten Diät ist es wieder soweit.

Woher kommt Übergewicht eigentlich?

Immer dann, wenn Sie mehr essen, als Ihr Körper an Energie verbraucht, nehmen Sie zu: Tag für Tag, Woche um Woche, Monat für Monat. Da kommt dann im Laufe der Jahre ganz schön was zusammen. Denn Statistiken belegen: Im Durchschnitt nimmt jeder Bundesbürger jeden Tag über 3400 Kalorien zu sich! Sie können sich sicher vorstellen, daß unser Körper ganz schön damit zu tun hat, all die überflüssige Energie umzusetzen, die wir ihm zuführen. Der Körper sich daher Fettdepots an. Denn er hat gelernt, daß nicht immer und zur rechten Zeit genügend Nahrung zur Verfügung steht. Das ist bei uns ja auch erst in den letzten Jahrzehnten so.

Nach dem Krieg zum Beispiel war durchaus nicht immer ausreichend Nahrung da – trotzdem haben wir überlebt. Der Körper hat sich auf die Notzeiten eingestellt.

Klar ist also: Wer zuviel ißt, wird dick. Aber auch andere Faktoren führen zu Übergewicht: Bewegungsmangel zum Beispiel, oder die Kombination aus einem Zuviel an Nahrungszufuhr und einem Zuwenig an Bewegung. Seit dem zweiten Weltkrieg ist die Zahl der Übergewichtigen bei uns im gleichen Maße angestiegen wie das Angebot an Lebensmitteln und deren Verbrauch. Gleichzeitig jedoch nahmen unsere körperlichen Tätigkeiten immer mehr ab. Wir haben aber nicht gelernt, mit dieser veränderten Situation fertig zu werden, sie in den Griff zu bekommen. Unsere Eßgewohnheiten sind gleich geblieben, sind nicht an die neuen Lebensbedingungen angepaßt worden. Wir haben auch den Instinkt verloren, der uns sagt, wann wir wieviel essen sollen.

Welche Rolle spielt die Vererbung?

Es gibt viele Ausreden für Übergewicht. Dennoch gilt: Nur in den seltensten Fällen kann man sich auf »schwere Knochen« oder eine »Drüsenerkrankung« hinausreden, wobei letzteres sowieso eine falsche Bezeichnung ist: Fettstoffwechselerkrankung ist der richtige Ausdruck. Auch die Vererbung spielt eine gewisse Rolle: Neuere Untersuchungen haben gezeigt, daß zu 30 bis 40 Prozent Vererbung an einem überhöhten Körpergewicht »schuld« ist (Quelle: Zuckerreport 07/95). Doch scheinbar wird Übergewicht nicht nur vererbt: Das Eßverhalten spielt ebenfalls eine entscheidende Rolle. Wenn Sie als Kind immer Ihren Teller ganz leer essen mußten, wenn Sie nichts übriglassen durften, dann werden Sie dieses Verhalten auch als Erwachsener noch beibehalten. Und genau diese Gewohnheiten aus der Kinderzeit gilt es abzulegen!

Übergewicht ist nicht nur eine Schönheitsfrage

Übergewicht ist keinesfalls nur eine ästhetische Angelegenheit: Es sieht zwar in den meisten Fällen auch unschön aus, hauptsächlich jedoch ist es ganz einfach – ungesund.

Es gibt eine ganze Reihe von Erkrankungen, die mit Übergewicht Hand in Hand gehen:
- Herz- und Kreislauferkrankungen: Bluthochdruck, Herzinfarkt
- Fettstoffwechselstörungen
- Magen-Darm-Beschwerden
- Diabetes
- Wirbelsäulen- und Gelenkerkrankungen
- Atemwegserkrankungen
- Steinleiden (z. B. in der Gallenblase, Niere)
- Komplikationen bei Schwangerschaft und Geburt

Eine ganz schön lange Liste, nicht wahr? Natürlich ißt niemand zu viel, um krank zu werden, sondern vielmehr, weil
- man durch Streß und Hetze nicht mehr in Ruhe zum Essen kommt und seinen Hunger durch Fast Food stillt;
- man seine Langeweile überbrücken will;
- man Frust hat;
- man sich für etwas belohnen will;
- man es so gewohnt ist;
- man es bei den Eltern so gelernt hat;
- man – selbstverständlich! – Hunger hat.

»Light« heißt nicht kalorienarm

Wer seinen Hunger stillt und dabei auf seine Linie achtet, greift heute gerne zu »light«-Produkten. Wir kennen »leichten« Orangensaft und »light«-Bier, »light«-Käse und leichte Fertiggerichte, sogar Eiscreme und Schokolade gibt es als »light«-Version für die kalorienbewußten Esser. Leider schauen die wenigsten »light«-Kunden genau aufs Etikett; und noch weniger vergleichen die dort angegebenen Kalorienwerte mit denen von »normalen« Nahrungsmitteln. Sonst würden sie schnell merken: In vielen Fällen hat das »light«-Produkt keineswegs weniger Kalorien. Das Wort »light« oder »leicht« ist weder gesetzlich definiert noch geschützt und kann vielerlei bedeuten: leicht bekömmlich, mit geringem Nährstoffgehalt, kalorienarm, kalorienreduziert, alkoholarm, alkoholreduziert, fettärmer, salzärmer.

Vorsicht vor »Light«-Produkten!

»Light«-Produkte sättigen meist weniger als »normale« Lebensmittel. Genau darin liegt eine Gefahr, die man als Konsument oft nicht durchschaut: Man ißt, um »richtig« satt zu werden, mehr davon. Das kann zu einer größeren Aufnahme an Quellmitteln, Emulgatoren (siehe auch Seite 96) und Süßstoff führen. Das muß nicht gesund sein – und führt auch nicht automatisch zu einer Gewichtsabnahme.
Dazu kommt: Mit »light«-Lebensmitteln lernen Sie nicht, sich ausgewogen zu ernähren. Viele verlassen sich vielmehr darauf, daß »leichte« Kost automatisch für sie gesünder ist. Leider ist diese Annahme falsch: Auch »light«-Produkte enthalten Fette; ein Dessert bleibt immer eine süße Speise – selbst wenn kein Zucker, sondern künstliche Süßstoffe darin enthalten sind.

Wann ist »light« gesund?

Nur dann haben Sie ein Nahrungsmittel »für die gute Linie« eingekauft, wenn ausdrücklich vermerkt steht:

- *kalorienreduziert* (mindestens 40 Prozent weniger Kalorien als ein vergleichbares Produkt) oder *fettreduziert* (ebenfalls wenigstens 40 Prozent weniger Fett als vergleichbare Nahrungsmittel);
- *kalorienarm* (nicht mehr als 50 Kalorien pro 100 g Nahrungsmittel; für Suppen, Getränke und Brühen gilt hier sogar ein Wert von 20 Kalorien je 100 Milliliter).

Wer muß eigentlich abnehmen?

Bis vor einigen Jahren gab es eine ganz einfache Rechnung, um das Normalgewicht festzustellen: die *Broca-Formel*. Danach errechnete man das *Normalgewicht* so:

Körpergröße (in Zentimetern)
minus 100 =
Normalgewicht in Kilogramm.

Für das *Idealgewicht* zog man bei Männern nochmals zehn Prozent, bei Frauen nochmals 15 Prozent ab. Ein Mann von 1,75 m Körpergröße durfte danach 75 Kilo wiegen (Normalgewicht); sein Idealgewicht läge bei 67,5 Kilogramm. Natürlich ist die Broca-Formel nicht falsch – als grober Richtwert mag sie immer noch nützlich sein. Ernährungswissenschaftler haben jedoch festgestellt, daß bei Berechnung mit der Broca-Formel kleine Menschen zu oft als übergewichtig eingestuft werden, große Menschen dagegen zu selten.

Die Formel ist demnach zu eng gefaßt: Gesundheitsrisiken treten nämlich erst dann auf, wenn das Gewicht ein ganzes Stück über dem Normalgewicht liegt. Bis zu 25 Prozent – also ein Viertel! – darf man nach der Broca-Formel »über Normalgewicht« haben.

Heute berechnet man das richtige Gewicht nach einer anderen Methode. Die scheint auf den ersten Blick kompliziert, ist es aber gar nicht: der *Body-Mass-Index (BMI)* berücksichtigt nämlich Körpergröße und Gewicht schon von vornherein. Die BMI-Formel sieht so aus:

Körpergewicht in Kilogramm
geteilt durch Körpergröße in m^2

Beispiel: Sie sind weiblich und wiegen 62 Kilogramm bei einer Körpergröße von 1,59 Meter.
Ihr BMI-Wert: 62 geteilt durch $1{,}59^2$.
Das ergibt also 62 : 2,5281 = 24,52.

Sie liegen nach der BMI-Tabelle also gerade noch im Bereich des Normalgewichts. Man geht davon aus, daß bei Frauen ein BMI-Wert zwischen 19 und 24 wünschenswert ist, bei Männern ein Wert zwischen 20 und 25.

BMI-Werte		
	Männer	**Frauen**
Untergewicht	< 20	< 19
Normalgewicht	20–25	19–24
Übergewicht	25–30	24–30
Adipositas/Fettsucht	30–40	30–40
Massive Adipositas	> 40	> 40

Natürlich kann man auch die Statistik wieder bemühen, um festzustellen, ob man mit seinem Gewicht noch im Normalbereich liegt oder aber stark davon abweicht. Das Durchschnittsgewicht hat natürlich nicht unbedingt etwas mit dem Normal- oder Idealgewicht zu tun. Aber es ist doch einmal interessant zu sehen, wie sich das Gewicht trotz gleichbleibender Körpergröße in verschiedenen Altersstufen verändert.

Größe und Körpergewicht (Durchschnittsgewicht in kg, leicht bekleidet)

Männer							
Größe	**Alter**						
	17–19	**20–24**	**25–29**	**30–39**	**40–49**	**50–59**	**60–69**
155	52,6	56,7	59,5	60,8	62,2	63,1	61,7
160	55,8	59,9	62,9	63,9	65,3	65,8	64,4
165	59,4	63,0	65,3	67,5	68,9	69,4	68,0
170	62,9	65,7	68,4	71,1	72,9	73,3	72,0
175	65,8	67,9	71,2	73,9	75,8	76,9	76,0
180	70,1	72,8	75,5	78,7	80,5	81,3	80,4
185	74,1	76,8	79,9	82,7	84,5	85,4	84,9
190	77,7	80,4	84,0	87,1	88,9	89,8	89,4
195	81,2	83,2	87,6	92,4	94,2	95,1	94,6

Frauen							
Größe	**Alter**						
	17–19	**20–24**	**25–29**	**30–39**	**40–49**	**50–59**	**60–69**
148	45,3	46,6	48,6	52,4	55,6	56,9	57,8
150	46,3	47,7	50,0	53,1	56,3	57,7	58,6
155	49,5	50,8	52,6	55,8	59,0	60,4	60,8
160	52,6	53,5	55,3	58,5	61,7	63,5	63,9
165	56,2	56,6	58,5	61,2	64,8	67,1	67,5
170	58,9	59,8	61,6	64,3	68,4	70,6	71,1
175	62,4	63,3	65,1	67,9	71,9	74,2	74,7
180	66,4	67,3	69,1	71,8	76,4	78,6	–
185	70,9	71,8	73,6	76,3	80,8	83,9	–

Haben Sie sich in der Tabelle wiedergefunden? Haben Sie mal ausgerechnet, wieviel Sie nach dem Body-Mass-Index wiegen dürften?

Hoffentlich sind Sie nicht allzusehr erschrocken! Als Belohnung kommen wir nun zum nächsten Kapitel: zum gesunden Abnehmen bis zu Ihrem ganz persönlichen Wohlfühl-Gewicht.

Kapitel 2

Gesund abnehmen – bis zum Wohlfühlen

Immer häufiger kommen Ärzte und Wissenschaftler zu der Erkenntnis, daß man sich nicht sklavisch an die vorgegebenen Werte in der Tabelle des Normal- oder Idealgewichts halten muß. Im vorhergehenden Kapitel haben Sie schon gesehen: Mit dem BMI (Body-Mass-Index) haben Sie einen relativ großen Spielraum für Ihr Gewicht. Das Wichtigste ist nämlich, daß Sie sich in Ihrem Körper wohl fühlen. Da können es ruhig ein paar Pfunde (oder sogar Kilos!) mehr sein, als das Ideal- oder Normalgewicht »vorschreibt«.
Zum Wohlfühl-Gewicht gehört natürlich auch, daß Sie sich nicht in dem endlosen Teufelskreis verfangen, der mit dem Jojo-Effekt verbunden ist. Sie erinnern sich: Diät halten – abnehmen – wieder normal essen – zunehmen (mehr als vorher); Diät halten – abnehmen (mit wesentlich mehr Schwierigkeiten, weil Sie ja mehr wiegen als vorher) – wieder normal essen – zunehmen.

Allzuviel ist ungesund

Sie müssen gar nicht streng Diät halten, um gesund abzunehmen. Es reicht aus, wenn Sie sich *vernünftig* und *ausgewogen* ernähren, wenn Sie also aus dem reichhaltigen Angebot eine richtige und begrenzte Auswahl treffen. Ein paar Zahlen sollen Ihnen einmal verdeutlichen, was wir unserem Körper Tag für Tag mit unserer derzeit üblichen Ernährung antun:

- Jeder Mensch ißt in seinem Leben etwa 100 000mal.
- Pro Monat ißt und trinkt ein Erwachsener soviel, wie er wiegt.
- Bis zu unserem Tod haben wir zwischen 60 und 70 Tonnen Nahrungsmittel und Getränke verputzt.

Früher – noch vor etwa 100 Jahren – aßen unsere Vorfahren noch relativ ausgewogen. Heute essen wir

- 70 Prozent weniger Getreide – trotz aller Frühstücksflocken!
- 90 Prozent weniger Vollkornprodukte
- 50 Prozent weniger Kohlenhydrate und
- 70 Prozent weniger Ballaststoffe.

Dafür schlagen wir anderweitig zu. Heute verspeisen wir nämlich

- 40 Prozent Fett (vor 100 Jahren: 30 Prozent)
- 65 Prozent tierisches Eiweiß (früher: 20 Prozent)
- 100 Prozent mehr Zucker als früher.

Kein Wunder, daß es unter den Bundesbürgern eine ganze Reihe von ernährungsbedingten Krankheiten und Gesundheitsstörungen gibt:

- Fast 100 Prozent leiden unter Karies.
- 30 bis 50 Prozent haben Übergewicht.
- Etwa 30 Prozent leiden unter Rheuma.
- Mehr als 30 Prozent haben regelmäßig Verstopfung.
- Zwischen 10 und 20 Prozent haben Bluthochdruck.
- 13 Prozent leiden unter einem Kropf.
- 10 Prozent haben Gallensteine.
- 5 bis 9 Prozent haben einen erhöhten Harnsäurespiegel, also Gicht.
- 3 bis 5 Prozent leiden unter Diabetes.

Natürlich wissen die meisten von uns, daß Übergewicht gesundheitsschädlich ist. Deshalb sind Diäten ja so überaus beliebt; vor allem solche, die in ganz kurzer Zeit einen ganz großen Gewichtsverlust »garantieren«.

Welcher Typ sind Sie?

Neben dem Gewicht spielen natürlich auch andere Faktoren eine Rolle:
- Körpergröße,
- Knochenbau,
- Fettanteil.

Es ist nicht nur wichtig zu wissen, wieviel Fett sich ansammelt, sondern natürlich auch, wo diese Fettreserven sitzen.

Crash-Diäten halten nicht

»Sieben Pfund in sieben Tagen!« Oder noch besser: »Jeden Tag ein Kilo!«

Solche Versprechungen, die Ihnen jemand von einer Crash-Diät macht, können gar nicht stimmen. Nicht nur deshalb, weil jeder Mensch auf jede Diät anders reagiert. Sondern auch, weil ein Rettungsring um Bauch und Hüften, den man sich liebevoll in vielen Jahren angegessen hat, nicht in ein paar Tagen verschwinden kann. Das ist einfach unmöglich.

Schlimmer noch: Es ist gefährlich, solche Crash-Diäten zu machen.

Sie mögen zwar dabei abnehmen – das ist sogar sicher. Aber der Gewichtsverlust in so rascher Zeit besteht nur darin, daß man viel Wasser, keinesfalls aber Fett, abbaut. Selbst bei einer Nulldiät, also wenn Sie gar nichts essen, sondern nur viel Mineralwasser und Kräutertee trinken, nehmen Sie pro Woche höchstens etwa drei Kilo ab. Auch das ist bloß Wasser, denn Fettgewebe braucht einfach länger, um sich abzubauen. Der Körper geht erst nach und nach an seine »eisernen« Reserven. Deshalb führen Crash-Diäten auch niemals auf Dauer zum Erfolg. Sie sind aber auch deshalb gesundheitlich bedenklich, weil sie meist eine sehr einseitige Art der Ernährung darstellen. Irgend etwas bleibt also auf der Strecke, lebenswichtige Stoffe wie Vitamine und Mineralien werden Ihrem Körper in der Zeit der Diät entzogen. Das kann zu gravierenden Mangelerscheinungen führen, vor allem dann, wenn Sie häufig solche Diäten ausprobieren oder über einen längeren Zeitraum hinweg durchführen.

Nur langsames Abnehmen bringt auf Dauer Erfolg!

So leid es uns tut: Wir können Ihnen nichts anderes anbieten. Nur langsam kommen Sie ans Ziel. Dafür aber dann sicher – und dauerhaft! Wir können Ihnen aber auch sagen, daß Sie bei einer ausgewogenen Ernährung auf nichts verzichten müssen – und trotzdem schlank werden. Sie dürfen sogar hin und wieder heißgeliebte und sonst strikt verbotene Leckereien naschen. Aber eben nur naschen, nicht – wie vielleicht bis jetzt – »hineinschaufeln«. Es ist nichts gegen ein Stückchen Schokolade hin und wieder einzuwenden, nichts gegen ein Schlückchen Wein. In Maßen eben!

Die Faustregel für Ihr Wohlfühl-Gewicht

Wie schon eingangs bemerkt: Verabschieden Sie sich von dem Gedanken, daß Sie eine Model-Figur wie Claudia Schiffer haben müssen. Gehen Sie lieber davon aus, daß Sie sich langsam aber sicher an Ihr Wohlfühl-Gewicht heranarbeiten. Pfund für Pfund werden Sie verlieren – und das auf angenehme Weise, ohne sich kasteien zu müssen, ohne zu fasten und zu hungern, ohne dauernd Kalorientabellen einzusehen, ohne jede Mahlzeit kalorien- und joulemäßig zu berechnen. Lediglich dadurch, daß Sie sich ausgewogen ernähren, daß Sie gesunde Nahrungsmittel zu sich nehmen.

> Pro Monat zwei Kilo – das ist eine gesunde Regel, die Sie für Ihren Gewichtsverlust anstreben sollten.

Wenn Sie noch jung und ganz gesund sind (oder sich auch mit etwas mehr Jahren topfit fühlen), darf es auch ein Kilo pro Woche sein. Sind Sie dagegen älter und gesundheitlich nicht stabil, reichen 500 bis 1000 Gramm Gewichtsverlust pro Monat aus.

Diese Faustregel gilt allerdings nicht, wenn Sie über Feiertage, bei einem »Freßwochenende« oder im Urlaub mal auf die Schnelle ein, zwei Kilos zugelegt haben. Diese neu erworbenen Pfunde können Sie auch schnell wieder abspecken: mit einem Obsttag in der Woche, einer zwei- bis dreitägigen Traubenkur.

Der Körper weiß selbst, was er braucht

Lernen Sie, wieder auf Ihren Körper zu hören. Unterscheiden Sie, ob Sie wirklich Hungergefühle verspüren oder nur Lust auf etwas Eßbares oder Trinkbares haben. Alle Kalorienangaben, die darauf abzielen, genau anzugeben, wieviel Kalorien man täglich zu sich nehmen darf, ohne an Gewicht zuzulegen, sind nur Annäherungswerte. Jeder Mensch verbraucht und verarbeitet die zugeführte Nahrung anders: der eine schneller, der andere langsamer, der eine gründlicher, der andere weniger gründlich. Sicher haben auch Sie jemanden in Ihrem Bekanntenkreis, der wirklich dünn ist, dabei aber »wie ein Scheunendrescher« ißt. Sein Körper setzt Nahrung ganz anders um, als Ihrer das tut. Wie der menschliche Körper überhaupt Nahrung verarbeitet, erfahren Sie im nächsten Kapitel.

Kapitel 3

Wie verwertet unser Körper die Nahrung?

Man mag es eigentlich kaum glauben: Der menschliche Körper besteht zu zwei Dritteln aus Wasser. Fett liefert etwa 10 bis 15 Prozent der Körpermasse, Eiweiß 16 Prozent, Mineralstoffe 5 Prozent und etwa 1 Prozent besteht aus Kohlenhydraten.

Wie eine Maschine

Stellen Sie sich ein Auto vor: Ohne Benzin läuft der Motor nicht. Genauso ist es auch bei unserem Körper. Er muß Energie zugeführt bekommen, um richtig zu »funktionieren«. Diese Energie beziehen wir aus der Verbrennung von Kohlenhydraten, Fett und Eiweiß. Die dabei entstehende Wärme (also Energie) mißt man in Kalorien bzw. in Joule. Dabei gibt es Unterschiede, je nachdem, welchen Stoff unser Körper verbrennt:

- Ein Gramm Eiweiß bringt etwa 4 kcal (Kilokalorien).
- Ein Gramm Fett bringt etwa 9 kcal.
- Ein Gramm Kohlenhydrate bringt etwa 4 kcal.
- Was wir an Vitaminen, Mineralstoffen, Spurenelementen und Wasser zu uns nehmen, gibt bei der Verbrennung keine Energie ab – enthält also auch keine Kalorien. Trotzdem sind sie für den Körper und sein Funktionieren lebenswichtig.

Der Energiebedarf

Selbst wenn Sie die Kalorienangaben der einzelnen Produkte kennen, wissen Sie immer noch nicht, was oder wieviel Sie essen sollen. Denn der tägliche Energiebedarf eines einzelnen Menschen ist nicht leicht zu ermitteln. Er hängt von vielen Faktoren ab:

- Ob Sie ein Mann oder eine Frau sind;
- ob Sie einen leichten oder schweren Knochenbau haben;
- ob Sie körperlich hart arbeiten oder ob Sie eher geistige Tätigkeiten im Sitzen verrichten;
- ob Sie Kind, Jugendlicher oder Erwachsener sind;
- ob Sie schwanger sind;
- ob Sie Sport treiben.

Der Grundumsatz

Selbst wenn Sie nichts tun, wenn Sie z. B. schlafen, verbrauchen Sie dennoch Kalorien. Denn Ihr Stoffwechsel arbeitet, Ihr Herz schlägt, Ihre Atmung funktioniert. All das verbraucht Energie. Allein deshalb müßten

Sie also Nahrung zu sich nehmen. Diesen Minimalverbrauch nennt man den Grundumsatz (oder Ruheumsatz). Nun besteht der Energiebedarf eines erwachsenen Menschen aus eben diesem Grundumsatz und dem zusätzlichen Bedarf für jede körperliche Betätigung – dem sogenannten Arbeitsumsatz. Ob nun die Energiezufuhr dem Bedarf entspricht, läßt sich leicht aus der untenstehenden Gewichttabelle ablesen.

Wünschenswertes Gewicht in kg	Empfohlene Tages-Kalorienmenge					
	Männer			Frauen		
	25	45	65	25	45	65 (Jahre)
40	–	–	–	1600	1450	1200
45	–	–	–	1750	1600	1300
50	2300	2050	1750	1900	1700	1450
55	2450	2200	1850	2000	1800	1550
60	2600	2350	1950	2150	1950	1650
65	2750	2500	2100	2300	2050	1750
70	2900	2600	2450	2400	2200	1850

Kinder	Alter	durchschn. Gewicht	Tageskalorien
Jungen	1–3	13 kg	1300
und Mädchen	3–6	18 kg	1600
	6–9	24 kg	2100
Jungen	9–12	33 kg	2400
	12–15	45 kg	3000
	15–18	61 kg	3400
Mädchen	9–12	33 kg	2200
	12–15	47 kg	2500
	15–18	53 kg	2300

Wie hoch ist unser täglicher Kalorienbedarf?

Als unsere Vorfahren noch körperlich hart arbeiten mußten, um sich ihr Brot zu verdienen, ging man von einem täglichen Kalorienbedarf von 3000 aus. Heute werden dem normalen (männlichen) Büroangestellten etwa 2500 kcal »zuerkannt«, bei Frauen sind es nochmals 400 kcal weniger. Der berühmte Holzfäller dagegen, der den ganzen Tag über schwerste körperliche Arbeit leistet, kann bis zu 4100 kcal zu sich nehmen – ohne an Gewicht zuzulegen. Wie gesagt: Wenn Sie Sport treiben (siehe Kapitel 7, Seite 69ff.), setzen Sie mehr Energie um.

Das Trio, das unseren Motor am Laufen hält

Eiweiß, Fett und Kohlenhydrate sind die Grundlage unserer Ernährung. Sie liefern unserer »Körpermaschine« die notwendige Energie, die sie Tag für Tag braucht. Dieses Trio wird ergänzt durch Vitamine, Mineralstoffe und Spurenelemente.

1. Eiweiß – der Baulieferant für unsere Zellen

Nicht Eiweiß (oder auch: Protein) selbst ist lebensnotwendig, sondern seine Bausteine, die *Aminosäuren*. Der unterschiedliche Gehalt an diesen Aminosäuren ist verantwortlich für den unterschiedlichen Nahrungswert der einzelnen Proteine. Man unterscheidet nämlich zwei Arten von Eiweiß:

a) *Tierisches* Eiweiß steckt in Eiern, Fleisch und Fisch, in Käse, Milch und Milchprodukten. Es kann vom menschlichen Körper leichter verwertet werden als

b) *pflanzliches* Eiweiß. Das wiederum kommt vor in Getreide, Soja und Hülsenfrüchten.

Das Ei hat übrigens die beste Proteinzusammensetzung überhaupt. Man sollte es deshalb dreimal pro Woche essen. Vorsicht ist nur dann geboten, wenn Sie einen erhöhten Cholesterinspiegel haben: Eier enthalten ebenfalls viel Cholesterin.

Eiweiß ist wichtig als Baulieferant für Zellen, Muskeln, Organe und Blut. Es kann im Körper nicht gespeichert werden, deshalb müssen wir es möglichst täglich zu uns nehmen. Essen wir jedoch zuviel Eiweiß, wird es vom Körper in Fett umgewandelt. Optimal ist eine Eiweißzufuhr, die circa 10 bis 15 Prozent der gesamten Energiezufuhr ausmacht, das entspricht etwa 50 Gramm pro Tag.

2. Kohlenhydrate – die Energiequelle Nr. 1

Kohlenhydrate sind in Obst und Gemüse, Salaten, Getreide, Brot, Kartoffeln und Hülsenfrüchten, leider auch in allen Süßigkeiten – ob Saft oder Sirup, ob Honig oder Kuchen, Kekse oder Schokolade. Kohlenhydrate sind das Wichtigste für alle unsere Körperaktivitäten. Ohne sie geht nichts in Sachen Verdauung, sie liefern den Treibstoff für Muskel- und Gehirnarbeit. Ohne sie kann die Leber Fette nicht aufspalten, nur mit ihrer Hilfe können bestimmte Mineralstoffe überhaupt ins Blut transportiert werden. Empfohlen wird eine Kohlenhydrat-Zufuhr von 55 Prozent – das sind 100 Gramm am Tag.

Kohlenhydrate wurden lange Zeit als »Dickmacher« verteufelt. Heute weiß man, daß es »gute« und »schlechte« Kohlenhydrate gibt. Die »guten« kommen in naturbelassenen Lebensmitteln vor (z. B. in Vollkornprodukten); die »schlechten« Kohlenhydrate findet man im Fabrikzucker, in Süßigkeiten oder in chemisch behandelten Lebensmitteln wie z. B. Marmelade.

Wenn Sie Ihren täglichen Energiebedarf hauptsächlich in Form von Zucker bzw. Süßigkeiten zu sich nehmen, kommt es zur Fehlernährung und zu Übergewicht: Unbedenklich ist Zucker nur dann, wenn Sie nur etwa zehn Prozent des täglichen Energiebedarfs mit ihm decken. Wir verzehren jedoch etwa 70 Gramm pro Tag!

3. Fett – die geballte Kraft

Fett findet man natürlich in allen Ölen, in Rahm, Butter, Margarine, Schmalz, Speck, Mayonnaise, Nüssen, Nuß- oder Samenbutter, aber auch in Oliven und Avocados. Fett hält unseren Körper zusammen. Es transportiert die fettlöslichen Vitamine A, D, E und K und die unentbehrlichen (essentiellen) Fettsäuren durch die Darmwand in unser Blut. Der tägliche Bedarf an diesen unentbehrlichen Fettsäuren liegt bei sechs bis acht Gramm – also etwa einem Zehntel des Gesamtfettbedarfs.

Pflanzliche Fette sind ideal

Mit Sojaöl, Maiskeimöl oder Sonnenblumenöl können Sie ohne Probleme Ihre Grundversorgung an essentiellen Fettsäuren sicherstellen: Diese Pflanzenöle enthalten nämlich 50 bis 60 Prozent dieser lebenswichtigen

Fettsäuren. Ein Eßlöffel pro Tag – z. B. im Salat – reicht schon für den Tagesbedarf aus! Überhaupt sollten Sie deshalb stets mehr pflanzliches als tierisches Fett zu sich nehmen. Vorsicht beim Kochen und Braten: Dafür nehmen Sie am besten Olivenöle oder Erdnußöl. Alle Öle sollte man in kleinen Flaschen kaufen und dunkel und kühl lagern.

Fett dient als »weiche Polsterung« all unserer Organe, es umgibt sie, hält sie an ihrem Platz und schützt sie. Fast die Hälfte unseres Körperfetts liegt übrigens direkt unter der Haut: Es sorgt dafür, daß wir Temperaturschwankungen gut überstehen. Bei der Verdauung bleibt Fett am längsten im Magen liegen, es hat dadurch einen hohen Sättigungswert. Und: Fett ist Geschmacksträger. Mit ein bißchen Fett wird der Schweinebraten knusprig, der Salat würzig, alles schmeckt viel aromatischer. Pro Tag sollten wir höchstens 70 bis 80 Gramm Fett zu uns nehmen. Doch leider sieht unser Alltag anders aus: Wir verzehren im Schnitt 140 Gramm täglich! Und jedes Gramm zuviel wird in Körperfett umgewandelt. Sie suchen jetzt hoffentlich nicht mehr nach einer weiteren Ursache für Übergewicht…

Margarine oder Butter

Darüber streiten sich selbst die Wissenschaftler. Ernährungsexperten wissen jedoch: Butter enthält nur etwa zwei Prozent essentielle Fettsäuren, sie ist ein tierisches Produkt. Margarine dagegen kann bis zu 30 Prozent der lebenswichtigen Fettsäuren enthalten. Butter ist dagegen leichter verdaulich. Der Rat der Fachleute: Wechseln Sie ab – mal Butter, mal Margarine! Achten Sie aber schon beim Einkauf von Margarine darauf, ein gutes Produkt mit hohem Anteil an essentiellen Fettsäuren zu kaufen. Das steht nicht immer auf der Packung. Aber: Finger weg, wenn Sie den Vermerk lesen: »zum Teil gehärtete Fettsäuren«! Das ist ein deutlicher Hinweis darauf, daß diese Margarine nur einen geringen Fettsäure-Anteil enthält.

Vorsicht: Versteckte Fette!

Wir erkennen bei vielen Nahrungsmitteln nicht auf den ersten Blick, daß sie überhaupt Fett enthalten. Und genau hier lauert die Gefahr für unsere schlanke Linie! Schauen Sie sich mal nachfolgende kleine Tabelle an:

Nahrungsmittel je 100 Gramm	**»versteckte« Fettmenge**
Speck, durchwachsen	82 g
Mayonnaise	bis 80 g
Knabbernüsse	60 g
Mettwurst	52 g
Salami	50 g
Schweinebauch	42 g
2 Handvoll Kartoffelchips	40 g
Leberwurst	40 g
Vollmilchschokolade	33 g
Bratwurst	32 g
Schlagrahm	30 g
Schnitzel	30 g
Blätterteig	30 g
Aal	30 g
Camembert, 60 % F.i.Tr.	30 g
Thunfisch in Öl	bis 25 g
Brathering	23 g
Matjes	23 g
Schinken gekocht	20 g
Torte	20 g
Pralinen	etwa 16 g
Kuchen	16 g
2 kleine Eier	12 g

Das Tagessoll von etwa 70 Gramm Fett haben Sie also beinahe schon zu sich genommen, wenn Sie Ihre Frühstückssemmel dick mit Butter bestreichen und darauf noch eine saftige Scheibe Schinken legen, und dazu zwei Tassen mit Kaffee mit Kondensmilch trinken...

Was enthält was?

Nun ist es ja nicht einfach so, daß alle Nahrungsmittel, die wir zu uns nehmen, jeweils nur einen Baustoff des lebenswichtigen Trios enthalten. Ganz im Gegenteil: Wenn Sie sich mal eine Nährstofftabelle ansehen, werden Sie rasch erkennen, daß in jeder Speise, in jedem Obst, in jedem Gemüse Kombinationen aus wenigstens zwei Komponenten enthalten sind – und dazu noch die Vitamine, Mineralstoffe und Spurenelemente.

Wichtig ist es aber zu wissen, daß – wie Sie oben gesehen haben – jeder Teil unseres Trios eine unterschiedliche Kalorienanzahl »auf die Waage« bringt:

100 Gramm Fett liefern über 900 Kalorien, 100 Gramm Kohlenhydrate aber nur 415. Eiweiß schlägt mit 430 Kalorien pro 100 Gramm zu Buche. Bedenken muß man außerdem, daß kohlenhydratreiche Nahrung sehr viel Wasser enthält: Brot etwa 50 Prozent, Kartoffeln um 70 Prozent und Gemüse sogar bis 90 Prozent. Reine Fette dagegen – wie z. B. Speck, Butter, Margarine, Öl – sind praktisch wasserfrei. Und das heißt für unseren Körper: Mit einer kleinen Fettportion im Essen führen wir wesentlich mehr Energie zu als mit einer großen Kohlenhydratportion.

Im nächsten Kapitel gibt es eine ganze Menge zu lesen: über die Vitamine nämlich. Und Sie erfahren viel Wissenswertes über diese wichtigen Stoffe, die unserem Körper keine Brennwerte – also Energie – zuführen, ohne die wir aber trotzdem nicht leben könnten. Übrigens auch nicht auf gesunde Weise abnehmen. Sie aber wollen ja gesund und schlank werden. Deshalb sollten Sie das folgende Kapitel nicht überspringen, selbst wenn es ein bißchen viel Lesestoff ist...

Kapitel 4

Das ABC des Lebens: Vitamine & Co

Vitamine, Mineralien, Spurenelemente – kleinste Mengen reichen aus, um lebenswichtige Funktionen zu steuern und in Gang zu halten. Ohne sie läuft so gut wie gar nichts. Da wir sie gar nicht bzw. nicht in ausreichender Menge bilden können, ist es besonders wichtig, unseren täglichen Vitaminbedarf über die Nahrung abzudecken.

Lebenswichtig – aber keine Energielieferanten!

Neben dem Trio Eiweiß, Fett und Kohlenhydrate nimmt unser Körper mit der Nahrung auch Vitamine, Mineralstoffe und Spurenelemente auf. Viele davon kann er nämlich nicht selbst herstellen – um so wichtiger, daß wir ihn damit versorgen. Vitamine und Mineralstoffe sind nahezu an jedem biochemischen Prozeß im Körper beteiligt. Wieviel wir davon brauchen, hängt wieder mit dem Alter, dem Geschlecht, der Körpergröße und dem Gewicht sowie unseren Aktivitäten ab.

Die Vitaminfamilie

Nach den neuesten Forschungen kennen wir heute 13 Vitamingruppen. Man unterscheidet zwischen den fettlöslichen Vitaminen (A, D, E und K) und den wasserlöslichen Vitaminen (C und die B-Gruppe). Der Unterschied: Fettlösliche Vitamine werden im Körper gespeichert, wasserlösliche dagegen über den Urin ausgeschieden.

Was die einzelnen Vitamine können

Fettlösliche Vitamine

Vitamin A (Retinol) kommt hauptsächlich in tierischer Nahrung vor: in Eigelb, Fisch, Innereien, Geflügel, Lebertran und Leber, Milch, Butter, Rahm, Käse. Seine Vorstufen (Provitamine) jedoch (die sogenannten Beta-Carotine) sind in fast allen grünen, gelben und orangefarbenen Gemüsen und Früchten zu finden: also u. a. in Möhre, Orange, Pfirsich, Aprikose, Holunderbeere, Melone, Kürbis, Paprika, Tomate, Brokkoli, Grünkohl, Spinat, Petersilie, Feldsalat, Hülsenfrüchten und Getreidekeimen.

Mangel an Vitamin A kann bei Kindern Wachstumsstörungen hervorrufen. Außerdem führt Vitamin-A-Mangel zu schlechter Wundheilung, trockener und rissiger Haut, Akne und Schleimhautdefekten. Es kann auch zu Nachtblindheit, Lichtscheu, Altersschwerhörigkeit, Geruchsverlust, Depressionen, Konzentrationsschwäche oder Erkrankungen der Bauchspeicheldrüse kommen. Da Vitamin A in relativ großen Mengen im

Körper gespeichert wird, leidet heutzutage jedoch kaum jemand an Vitamin-A-Mangel.

Vitamin A *wirkt* beim Aufbau, bei der Erhaltung und beim Schutz der Zellen. Es wird auch das »Hautvitamin« genannt, denn es ist »zuständig« für gesunde, geschmeidige Haut sowie vor allem für widerstandsfähige Schleimhäute überall im Körper. Kindern hilft Vitamin A beim Aufbau der Zähne, Knochen und Gewebe, es ist auch wichtig für die Blutbildung, die Fruchtbarkeit und die Schilddrüse. Nach noch unbestätigten Forschungen soll Vitamin A gegen bestimmte Krebsarten helfen.

Mit dem Mineralstoff Zink zusammen stärkt Vitamin A die Abwehr.

Tagesbedarf: 0,8 bis 2,7 Milligramm. Mit einer Portion Camembert oder drei mittelgroßen Tomaten oder einer Portion Feldsalat haben Sie ihn gedeckt.

Vorsicht: Zuviel Vitamin A – durch Tabletteneinnahme – kann toxisch wirken! Es kann auch zu Stoffwechselstörungen, Knochenveränderungen und Blutungen kommen. Mit der Nahrung allein kann der Mensch jedoch nicht zuviel Vitamin A aufnehmen.

Unser Küchentip: Vitamin A wird besser vom Körper aufgenommen, wenn Sie das Gemüse oder Obst zerkleinern. Sie sollten immer ein Stückchen Butter zum Essen geben: Karotin ist mit Fett für den Körper besser zu verarbeiten.

Empfindlich ist Vitamin A gegen Licht und Sauerstoff, es ist jedoch hitzestabil. Deshalb: Geraspeltes nicht lange stehen lassen, sonst verliert es seinen Vitamingehalt!

Vitamin D (Calciferol) kommt vor allem in Fleisch (Leber), Fischölen, Fisch (vor allem in Hering, Lachs, Thunfisch, Sardine, Aal, Makrele) vor. Auch in Eidotter, Butter, Käse, Milch, Rahm ist es enthalten. Das Provitamin Ergosterin findet sich in Weizenkeimöl, Spinat, Kohl, Pilzen, Hefe, Getreidesprossen und Sonnenblumenkernen.

Ein *Mangel an Vitamin D* kann bei Kindern zu Rachitis und Wachstumsstörungen führen. Auch die Neigung zu Knochenbrüchen (im Alter dann Osteoporose) nimmt zu. Bluthochdruck, Muskelschwund, Nervosität sind ebenfalls Folgen von Vitamin-D-Mangel.

Vitamin D *wirkt* bei Wachstum, Entwicklung und Erhaltung von Zähnen, Knochen, Sehnen und Bändern. Unentbehrlich ist Vitamin D deshalb für Babys und Kleinkinder, für Schwangere, Stillende und Senioren.

Vitamin D gilt als das »Sonnenvitamin«: Zusammen mit dem UV-Licht der Sonne bildet es unter der Haut eine Form von Cholesterin.

Mit den Mineralstoffen Kalzium und Phosphor wirkt Vitamin D besonders gegen Rachitis.

Täglich sollten Sie etwa 0,005 Milligramm Vitamin D zu sich nehmen. Wenn Sie sich vollwertig ernähren, ist das kein Problem: Diese Menge ist in einem Ei oder 150 g Kalbfleisch oder 20 g Hering oder einem Teelöffel Lebertran enthalten.

Vorsicht: Als Medikament in Überdosis eingenommen kann Vitamin D zu Vergiftungserscheinungen führen. Durchfall, Nierenschäden, Arteriosklerose können die Folgen sein.

Unser Küchentip: Gegrillter oder gebratener Fisch verliert bis zu 95 Prozent Vitamin D. Deshalb sollten Sie Fisch besser in der Folie oder im eigenen Saft gedünstet zubereiten.

Vitamin E (Tocopherol) kommt in geringen Mengen in fast jedem Lebensmittel vor, auch in Fleisch, Geflügel, Fisch, Leber, Eigelb, Butter. In größerer Menge findet man Vitamin E allerdings in den Pflanzen: Weizenkeime sind wahre Vitamin-E-Quellen. Außerdem kommt Vitamin E auch vor in Vollgetreide, Nüssen, Soja, grünem Gemüse, Hülsenfrüchten (Linsen, Bohnen, Erbsen), Avocado, Sellerie, Lauch, grünen Erbsen und Grünkohl.

Ein *Mangel an Vitamin E* ist selten – die ganze Hysterie ist also völlig überflüssig. Niemand muß Vitamin E in Tablettenform zu sich nehmen! Lediglich bei zu großer Aufnahme von ungesättigten Fettsäuren (z. B. in manchen Margarinen) hilft zusätzliches Vitamin E beim Abbau.

Vitamin E *wirkt* stärkend auf Herz und Kreislauf. Es gilt als »Antioxidations-Vitamin«, d. h., es schützt die mehrfach ungesättigten Fettsäuren vor dem Abbau durch Sauerstoff. So schützt es Zellen und Zellwände bei zahlreichen Vorgängen im Körper. Vitamin E fördert den Energiestoffwechsel, sorgt für rote Blutkörperchen und richtiges Gewebewachstum – vor allem bei Kleinstkindern.

Der Tagesbedarf an Vitamin E liegt bei 12 Milligramm. Das sind zwei Portionen frisches Gemüse, eine Handvoll Nüsse oder ein kleiner Eßlöffel Weizenkeim- oder Maiskeimöl.

Vorsicht: Wer unter hohem Blutdruck leidet, sollte auf keinen Fall ohne Rücksprache mit dem Hausarzt Vitamin E in Tablettenform einnehmen.

Sonst kann der Blutdruck noch weiter steigen. Was man über die Nahrung an Vitamin E aufnimmt, ist dagegen ungefährlich.

Unser Küchentip: Man sollte Vitamin E am besten abends zu sich nehmen. Geben Sie deshalb an Salat oder Gemüse beim Abendessen einen Löffel kaltgepreßtes Weizenkeimöl. Beim Tiefgefrieren geht Vitamin E innerhalb von zwei Monaten zu über drei Vierteln verloren.

Empfindlich ist Vitamin E gegen Licht und Luftsauerstoff. Beim Raffinieren von Speiseölen geht es verloren, deshalb sollten Sie möglichst kaltgepreßte Speiseöle verwenden.

Vitamin K (Phyllochinon) kommt besonders in allen grünen Blattgemüsen vor, also in Spinat, Mangold, Feldsalat, Lauch, grünem Salat, in manchen Kohlarten, aber auch in Tomaten, Hülsenfrüchten. Da Tiere auch Grünes fressen, findet man Vitamin K ebenfalls in fetthaltigen Milchprodukten, in Vollmilch, Butter, Käse, Rahm und Quark sowie in Fisch und Leber.

Ein *Mangel an Vitamin K f*ührt zu Störungen im Blutbild sowie zu Durchblutungsproblemen.

Vitamin K *wirkt* als »Blutgerinnungsvitamin«, d. h., es stoppt Blutungen, schließt rasch kleine Wunden, löst Heilkräfte bei Verletzungen aus. Bei gesunden Erwachsenen wird es vom Körper selbst mit Hilfe von Dickdarmbakterien gebildet. Wessen Darmflora durch Antibiotika gestört wurde, muß unter Umständen Vitamin K zuführen, um die Verdauung wieder zu regeln. Auch bei schweren Menstruationsstörungen kann der Arzt Vitamin K verordnen, ebenso bei Blutungsneigung im Auge, bei Anfälligkeit zu Schlaganfällen.

Der Tagesbedarf an Vitamin K liegt bei 65 bis 80 Mikrogramm. Wer sich ausgewogen ernährt und außerdem für eine gepflegte Darmflora sorgt – mit Joghurt, Kefir, Dickmilch, Sauerkraut – ist stets ausreichend mit Vitamin K versorgt. Ein Eßlöffel Sonnenblumenöl oder 150 Gramm Speisequark (40 % F.i.Tr.) decken den Tagesbedarf.

Vorsicht: Vitamin K sollte man nur in Spuren mit der Nahrung aufnehmen. Für Selbstmedikation ist es ungeeignet, da es in hoher Dosierung giftig ist!

Unser Küchentip: Vitamin K ist relativ unempfindlich – es »verträgt« bis 120 °Celsius, ohne daß es zerstört wird. Man kann Gemüse also ruhig gegart zu sich nehmen.

Empfindlich ist Vitamin K gegen helles Tageslicht. Salate sollte man deshalb immer abgedeckt im Dunkeln liegen lassen. Auch Essig und Natron zerstören das Vitamin.

Wasserlösliche Vitamine

Der **Vitamin-B-Komplex** ist eine große Gruppe. Sie unterscheiden sich von allen anderen Vitaminen dadurch, daß
- sie meist gemeinsam in den Nahrungsmitteln vorkommen;
- alle »Familienangehörigen« verwandte Funktionen haben;
- jede einzelne unserer Körperzellen Vitamin B braucht.

Sie haben eine Menge Aufgaben:
- Sie versorgen unseren Körper ausreichend mit Energie, denn sie verwandeln Kohlenhydrate in Glukose.
- Alle B-Vitamine sind am Fett- und Eiweißstoffwechsel beteiligt.
- Für Gehirn und Nerven sind sie unersetzlich.
- Sie sind lebensnotwendig für unsere Verdauung.

Wichtig zu wissen
Bei Streß und bei Alkoholgenuß müssen wir unserem Körper mehr B-Vitamine zuführen. Sie können nämlich kaum gespeichert werden. Dies ist auch dann notwendig, wenn wir wenig hochwertiges Eiweiß essen. Übermäßiger Kaffeegenuß soll für B-Vitamine ebenfalls schädlich sein.

Vitamin B_1 wirkt sozusagen als »Gute-Laune-Vitamin«. Es ist unentbehrlich für das Wechselspiel zwischen Hirn, Nerven und Muskeln. Es sorgt also für die perfekte Zusammenarbeit von Körper und Geist. Kinder lernen besser, Senioren erleben ein hohes Alter voll geistiger Frische. Sportler verwenden es als »Aufbauvitamin«; bei Zahnbehandlungen wird es als Schmerzdämpfer eingesetzt, ebenso bei Hexenschuß und Neuralgien. Selbst zur Abschreckung von Moskitos im Urlaub haben sich Vitamin-B_1-Gaben bewährt. Empfindlich ist Vitamin B_1 gegen Wasser; auch durch Hitze oder Sauerstoff verliert es bis zur Hälfte seiner Wirkung. Deshalb alles immer schnell und schonend zubereiten und sofort servieren.

Die wichtigsten Vitamine der B-Familie

Name des Vitamins	Tagesbedarf	reichlich enthalten in	Mangel führt zu
Vitamin B_1 oder Thiamin	1,1 bis 1,3 Milligramm entspricht 20 g Bierhefe oder einer Portion magerer Schinken oder kalter Hühnerbrust mit Vollkornbrot	Schweinefleisch, Geflügel, gekochtem Schinken, Vollkornprodukten (Getreide, Mehle, Reis, Brot), Buchweizen, Bierhefe, Kartoffeln, Weizenkeimen	Müdigkeit, Migräne, Nervosität, Depressionen, Appetitlosigkeit, Heißhunger auf Süßes, Konzentrationsprobleme, Infektionsanfälligkeit, Muskelschwäche, Krämpfe
Vitamin B_2 oder Riboflavin	1,5 bis 1,7 Milligramm – entspricht 60 g gedünsteter Geflügel- oder Schweineleber oder jeweils: 1/2 Liter Milch mit zwei Vollkornkäsebroten, 1 Eßlöffel Bierhefe, 100 g geräuchertem Lachs	Rind und Geflügel, Innereien, rohem Schinken, Käse, Bierhefe, Erbsen, Makrele, Lachs, Aal, Sanddornbeeren, Cornflakes, Leberwurst, Mandeln, Pilzen,	Wachstumsstörungen, Schädigungen an Haut und Augen, Mundwinkelrisse
Niacin (früher: Vitamin B_3)	15 bis 18 Gramm, entspricht einer Hühnerbrust oder jeweils 100 g Vollkornmüsli mit Aprikosen, 100 g geschnetzelte Kalbsleber	Leber, Kaninchen, Fisch, Geflügel, Vollkornbrot, Naturreis, Erdnüssen, Kartoffeln, Rind- und Schweinefleisch, Käse, Sojabohnen, Passionsfrucht, Aprikosen, Cornflakes, Erbsen, Pilzen, Sardinen Makrele, Hering, Seelachs, Thunfisch	Rauhe Haut, Durchfall, Schädigung des Zentralnervensystem, Schlaflosigkeit, Schwindel, Kopf, Depressionen
Folsäure	0,15 Milligramm – entspricht einer Portion Rosenkohl oder zwei Vollkornkäsebroten	Weizenkeimen, Bierhefe, Leber, magerem Fleisch, Milch, Käse, dunkelgrünem Blattgemüse, Kohl, Kartoffeln, Hülsenfrüchten, Mandeln, Nüssen, Zitrusfrüchten, Bananen, Vollkornbrot	Blutarmut, Schleimhautveränderungen, Verdauungsstörungen, Reifungsstörungen der weißen und roten Blutkörperchen

Vitamin B_2 ist ein Energie- und Hautvitamin. Es ist wichtig für den gesamten Stoffwechsel, für die Umwandlung von Kohlenhydraten, Fetten und Eiweiß in Nährstoffe, die unserem Körper Energie liefern. Unsere Zellen können ohne Vitamin B_2 nicht »atmen«. Ekzeme bei Kindern wurden mit Vitamin B_2 erfolgreich behandelt. Auch bei Sehstörungen und Augenentzündungen durch Fehlernährung hat es gute Wirkung gezeigt. Nach Verletzungen, Unfällen, Operationen, bei Schilddrüsenüberfunktion und allen Arten von negativem Streß sollte man Vitamin B_2 zuführen.

Es ist sehr hitzebeständig, aber extrem lichtempfindlich. Also nie in offenen Töpfen garen, lieber mit sehr wenig Wasser und geschlossenem Deckel! Nie Natron zum Kochen verwenden.

Wichtig: Die äußeren Blätter von Salaten und Kohlköpfen enthalten fünfmal so viel Vitamin B_2 wie die inneren.

Niacin ist sozusagen die »Zündkerze«, die unserer Körpermaschine die nötigen Enzyme gibt. Es sorgt dafür, daß wir geistig gesund bleiben, daß Schleimhäute, Haarwuchs und Hormonbildung ordnungsgemäß ablaufen. Auch gegen Alterssteifigkeit und Gelenkschmerzen soll Niacin helfen. Nützlich hat es sich bei der Entwöhnung von Rauchern und Alkoholabhängigen gezeigt. Vorsicht ist allerdings angesagt, wenn man zur Gicht neigt: Dann sollte man nicht unbedingt tierische niacinhaltige Nahrung zu sich nehmen. Vitamin B_3 ist gegenüber Licht, Hitze und Sauerstoff relativ unempfindlich. Da es aber wasserlöslich ist, sollte man Gemüse nur kurz waschen, nur in wenig Wasser dünsten und das Kochwasser immer mitverwenden.

Folsäure arbeitet eng mit dem Vitamin B_{12} beim Stoffwechsel zusammen, aber auch bei der Entwicklung weißer und roter Blutkörperchen. Folsäure zählt zu den wichtigsten Vitaminen: Es baut Zellkern-Eiweiß auf – also die Grundlage für die genetischen Informationen. Vor allem Schwangere und Stillende müssen viel Folsäure zu sich nehmen. Untersuchungen haben gezeigt, daß bei uns großer Mangel an Folsäure vorkommt. Dabei ist nichts einfacher, als durch die Ernährung den täglichen Bedarf zu decken (siehe Tabelle links). Folsäure ist extrem licht- und UV-empfindlich, auch wasserlöslich. Wer seinen Salat und das Gemüse wässert, verliert bis zu 90 Prozent Folsäure, durch Hitze gehen 50 Prozent verloren.

Wichtig: Alles immer nur sehr schonend garen, Kochwasser mitverwenden. Wer viel Rohkost ist, und diese immer erst kurz vor dem Essen zubereitet, wird kaum unter Folsäuremangel leiden.

Vitamin C (Ascorbinsäure) ist wohl das bekannteste Vitamin überhaupt. Im Unterschied zu Pflanzen und Tieren kann der Mensch dieses Vitamin nicht selbst »herstellen«. Daher muß man es mit der Nahrung zuführen. Wer sich gesund ernährt, wird damit auch keine Probleme haben, denn Vitamin C ist in vielen Nahrungsmitteln enthalten: in sehr hoher Konzentration in rotem Paprika, schwarzen Johannisbeeren, Kiwis, Sanddorn, Grünkohl, Rosenkohl, Brokkoli. Ausreichend gute Mengen finden sich aber auch in Zitrusfrüchten und sogar in Leber und Nieren.

Ein *Mangel an Vitamin C* führt recht schnell dazu, daß man Zahnfleischbluten hat, kurzatmig wird und überhaupt im körperlichen Wohlbefinden gestört ist. Je nach Alter, Größe, Gewicht und auch Lebensumständen besteht ein unterschiedlicher Vitamin-C-Bedarf.

Vitamin C *wirkt* mit an unzählig vielen Schutzfunktionen im Körper: Alle Wachstumsvorgänge, alle »Reparaturen«, auch Eiweißstoffwechsel, Hormonherstellung, Bluttransport und Zellatmung hängen mit Vitamin C zusammen. Die tägliche Einnahme schützt vor Infektionen und soll auch zellverjüngend, abwehrstärkend und lebensverlängernd wirken.

Täglich brauchen wir 75 Milligramm Vitamin C. Das ist enthalten in einer Handvoll schwarzen Johannisbeeren, zwei Orangen, einer rohen roten Paprika.

Vorsicht: Wenn Sie Vitamin C in Pulver- oder Tablettenform zusätzlich zum normalen Essen einnehmen, sollten Sie die Tagesmenge nicht auf einmal, sondern auf mehrere Male verteilt einnehmen. Denn nach zwei bis drei Stunden ist Vitamin C schon im Blut, nach weiteren zwei Stunden ist es wieder ausgeschieden. Wer erblich mit Nierensteinen vorbelastet ist, sollte Vitamin C nur nach Rücksprache mit dem Arzt als Medikament nehmen!

Unser Küchentip: Versuchen Sie möglichst frische Ware einzukaufen – am besten, wenn das möglich ist, beim Erzeuger selbst.

Empfindlich ist Vitamin C nicht nur gegen Hitze, sondern auch gegen Licht, Sauerstoff, Wasser und langes Lagern. Schon bei Ihrem Gemüsehändler geht eine ganze Menge des kostbaren Vitamins verloren. Frisch gepreßter Orangensaft hat nach einer Stunde schon ein Drittel Vitamingehalt weniger.

Ganz wichtig!
Wer raucht, braucht wesentlich mehr Vitamin C als ein Nichtraucher, denn jede Zigarette vernichtet im Körper ein paar Milligramm Vitamin C. Und wer allzugern Alkohol trinkt, sollte wissen, daß vor allem Hochprozentiges die Aufnahme vieler Vitamine in Darm und Leber verhindert. 40 Milligramm Vitamin C mehr als normal sollte man täglich dann auf jeden Fall zu sich nehmen. Auch in der Schwangerschaft und in der Stillzeit, bei fiebrigen Erkrankungen, Schilddrüsenüberfunktion und nach operativen Eingriffen ist der Vitamin-C-Bedarf stark erhöht.

Unentbehrliche Bausteine: die Mineralien

In jeder einzelnen Zelle unseres Körpers findet man Mineralien. Das sind anorganische Stoffe, die keine Energie liefern, trotzdem aber viele Aufgaben für Wachstum und Stoffwechsel haben. Je nachdem, in welcher Menge sie in unserem Körper vorhanden sind, unterscheidet man Mengen- und Spurenelemente. In der nachstehenden Tabelle finden Sie einen kurzen Überblick, was welche Mineralien bewirken.

Name des Minerals	täglicher Bedarf	worin enthalten	welcher Nutzen für den Körper
Mengenelemente			
Calcium	400 bis 900 mg	Milch, Milchprodukte, Hartkäse, Haferflocken, Brokkoli, Spinat, Grünkohl, Sesam, Nüsse, Hülsenfrüchte, Salzbrezeln, Sojaprodukte	Blutbildung, Muskelarbeit, Knochen, Zahnsubstanz
Phosphor	800 mg	Fleisch, Fisch, Geflügel, Eier, Milch, Käse, Vollkornprodukte, alle Sprossen, Hülsenfrüchte, Knoblauch, Champignons, Rosinen, Johannisbeeren, Kohl, Himbeeren	Wachstum, Stoffwechsel

Name des Minerals	täglicher Bedarf	worin enthalten	welcher Nutzen für den Körper
Kalium	2 bis 4 g	Wild, Fisch, Austern, Muscheln, Milch, Käse, Bananen. Johannisbeeren, Honigmelonen, Trockenobst, Kartoffeln, Spinat, Grünkohl	Wasserhaushalt, Muskelarbeit, Stoffwechsel
Natrium	bis zu 10 g	Kochsalz, Fleisch, Geflügel, Wurst, Käse, Brot, Milch, Eier, Backpulver, Fisch, Meeresfrüchte, Sellerie, Kohl, Kartoffeln, Rettich, Rosinen	Regulierung des Wasserhaushalts, Muskelarbeit, Stoffwechsel. Zuviel Natrium erhöht den Blutdruck!
Magnesium	30 bis 350 mg	Mineralwasser, Vollkornprodukte, Reis, Bierhefe, Weizenkeime, Nüsse, Maronen, Trockenobst, Pilze, Marzipan	Knochenaufbau, Zähne, Regulierung des Stoffwechsels, Muskelspannung
Spurenelemente			
Eisen	15 mg	Geflügel, Leber, Niere, Kaninchen, Eier, Schalentiere, Vollkornprodukte, Vollreise, Hülsenfrüchte, Kartoffeln, Trockenobst, Sesam	Blutbildung, Sauerstoffversorgung
Zink	12 bis 15 mg	Innereien, mageres Fleisch, Milch, Vollkornprodukte, Bierhefe, Mandeln, Erdnüsse, Kürbiskerne, Sprotten, Pilze, Käse, Geflügel, Hülsenfrüchte, Wurzelgemüse, Pfirsiche, grüne Blattgemüse	Protein- und Kohlenhydrate-Stoffwechsel, speichert Insulin
Kupfer	1,5 bis 3 mg	mageres Fleisch, Geflügel, Leber, Fisch, Käse, alle Meeresfrüchte, Vollkornprodukte, Mais, Nüsse, Rote Bete, Kakao, Johannisbeeren, Schokolade	Eisentransport, Bindegewebsstoffwechsel
Selen	0,013 bis 0,015 g	Muskelfleisch von Rind, Schaf, Schwein, Leber, Nieren, Fisch, Vollmilch, Quark, Vollkornprodukte, Vollreis, Pilze, Brokkoli, Zwiebeln, Knoblauch	Schutzelement, zur Krebs- und Infarktabwehr

Name des Minerals	**täglicher Bedarf**	**worin enthalten**	**welcher Nutzen für den Körper**
Mangan	2 bis 5 mg	Nüsse, Keime, Vollkornprodukte, Tee, grüne Blattgemüse, Hülsenfrüchte	Fettstoffwechsel
Jod	200 µg	alle Meeresfrüchte und Seefische, Milch, Kohl, Innereien, Eier, Spargel, Spinat, Knoblauch, Kresse, Artischocken, Tomaten, Erdbeeren, Blaubeeren, Birnen, Trauben	Schilddrüsenfunktion, gegen Kropfbildung
Chrom	0,006 bis 0,02 g	Melasse, Bierhefe, Weizenkeime, Leer, Käse, Rote Bete, Karotten, Pilze, Kresse	Regulierung des Blutzuckerspiegels
Kobalt	0,0015 g	ausschließlich tierischen Ursprungs! In Fleisch, Leber, Milch, vielen Meeresfrüchten	Bildung roter Blutkörperchen
Fluor	1,0 mg	Hering, Makrele, Lachs, Geflügel, Innereien, Sojabohnen, Vollkornprodukte	Knochenstabilität, Zahnsubstanz, Vorbeugung gegen Karies

Vitamine und Mineralstoffe – eine ganz schön spannende Sache, nicht wahr? Sicherlich fragen Sie sich jetzt, ob man all das wirklich mit dem täglichen Speisezettel in den Griff bekommen kann … Aber keine Angst: Zur Not und in ganz bestimmten Fällen gibt es Vitamine und Mineralstoffe auch aus der Retorte. Was davon zu halten ist, erfahren Sie im folgenden Kapitel.

Kapitel 5

Vitamine aus dem Reagenzglas

Ist es wirklich nötig, Vitamine auch außerhalb einer ausgewogenen Ernährung zu sich zu nehmen? Darüber streiten sich – leider! – die Gelehrten. Es gibt zwei sehr unterschiedliche Meinungen:

- Einesteils plädieren viele Wissenschaftler dafür, nur diejenigen Mengen an Vitaminen und Mineralstoffen einzunehmen, die einem Mangel vorbeugen. (Über die Mangelerscheinungen bei Vitaminen konnten Sie im vorhergehenden Kapitel eine ganze Menge Wissenswertes erfahren.)
- Andererseits gibt es Forschungen, die beweisen, daß Vitamine in höherer als nötiger Dosierung Krankheiten verhindern können.

Wer braucht in jedem Fall mehr Vitamine?

Wir haben uns bei den Angaben im vierten Kapitel an die Empfehlungen der Deutschen Gesellschaft für Ernährung (DGE) gehalten. Es gibt jedoch Personengruppen, die erfahrungsgemäß mit Vitaminen und Mineralstoffen »unterversorgt« sind. Wenn Sie zu einer dieser Gruppen gehören, sollten Sie auf jeden Fall für eine ausreichende Vitaminzufuhr »von außen« sorgen, also über Präparate aus Apotheke oder Drogerie.

Extra-Vitamine brauchen Sie,
- wenn Sie schwanger sind oder stillen: Gerade dann sind die Vitamine A, C, B_1, B_6 und Folsäure für Sie besonders wichtig.
- wenn Sie stark rauchen: Wer mehr als 20 Zigaretten täglich raucht, braucht 40 Prozent mehr Vitamin C als Nichtraucher.
- wenn Sie regelmäßig Alkohol – und zwar mehr als nur ein Gläschen Wein! – zu sich nehmen. Alkohol vermindert nämlich die Aufnahmefähigkeit des Körpers für einige Vitamine.
- wenn Sie über 50 Jahre alt sind. Je älter der Mensch wird, desto weniger Vitamine kann der Organismus aufnehmen.
- wenn Sie sich einseitig ernähren: Wer wenig Obst und Gemüse ißt, nimmt kaum wasserlösliche Vitamine zu sich.
- wenn Sie sich an eine Diät halten: Ganz gleich, ob Sie FdH oder eine (falsche!) Crash-Diät machen oder auf ausgewogene Weise weniger essen: Dabei kann es auf jeden Fall aufgrund geringerer Nahrungszufuhr zu Vitamin- und Mineralstoffmangel kommen.
- wenn Sie Medikamente einnehmen. Manche Antibiotika, manche Antibabypillen können zu einer Unterversorgung bei Vitaminen führen.
- wenn Sie Sport treiben. Wer durch körperliche Betätigung viel Energie verbraucht, wer Muskelmasse aufbaut, braucht mehr B-Vitamine.
- wenn Sie viel Streß haben. Ob im Beruf oder im Privatleben – wer viel Hektik um sich hat, wer nicht entspannen kann, aber auch wer krank ist (Krankheit bedeutet Streß für den Körper!), braucht viele Vitamine.
- wenn Sie in einer Umgebung wohnen, die besonders durch Umweltverschmutzung belastet ist. Das ist jeder, der in einer Großstadt wohnt, in einem Industriegebiet oder in einem Ballungszentrum. Auch für diesen Personenkreis gilt: Mehr Vitamine und mehr Mineralstoffe schützen den Körper vor Umweltgiften.

3 x täglich – oder wie ist's am besten?

Es ist nicht möglich, genau zu sagen, inwieweit Vitamine vom Körper aufgenommen und gespeichert werden können. Die Analysemethoden der Wissenschaft sind einfach noch nicht so weit. Und so bleibt es ganz allein Ihren Wünschen überlassen, ob Sie lieber zur Tablette greifen oder zum Dragee, ob Sie lieber einen Vitamin-Sprudeldrink zu sich nehmen oder eine Ampulle schlucken.

Grundsätzlich gilt: Ein Vitaminpräparat – ganz gleich, ob Tablette, Dragee, Brausetablette oder Bonbon – sollte man möglichst während oder nach dem Essen einnehmen. Es bringt nicht viel, auf nüchternen Magen, sozusagen als Orangensaft»ersatz«, morgens eine Sprudeltablette Vitamin C aufzulösen und zu trinken. Manche Stoffe kann der Magen dann nämlich nur zum Teil aufnehmen. Wer zum Frühstück lediglich eine Tasse Kaffee trinkt und nichts ißt, sollte die Vitamineinnahme ebenfalls auf später verschieben: Vitamin E z. B. oder auch Beta-Karotin kann der Körper nur zusammen mit Fett verwerten. Auch die Aufnahme von Eisen wird – nur mit einer Tasse Kaffee im Magen – verhindert. Sie sollten auch bitte darauf achten, daß Sie Vitamin A nur nach Beratung mit Ihrem Hausarzt einnehmen sollten – eine Überdosierung dieses Vitamins kann zu Vergiftungserscheinungen führen. Und die wiederum führen zu Juckreiz, trockener Haut und trockenen Schleimhäuten, Übelkeit, Kopfschmerzen und Nasenbluten.

Natürlich kann man »Vitamine pur« einnehmen. Aber immer – nicht nur für Vitamin A und D – gilt: Sie sollten in der Dosierung nicht über dem fünf- bis zehnfachen der empfohlenen Dosis der DGE liegen. Die Tabelle auf Seite 57 zeigt hier nochmals die Tagesdosis, aus der sich die Höchstmenge ergibt.

Bitte nochmals auf jeden Fall beachten: Besprechen Sie sich ausführlich mit Ihrem Arzt oder Apotheker, bevor Sie Vitamine hoch dosiert zu sich nehmen. Auch wer Medikamente einnimmt, muß wissen, daß so manche Arznei schon von vornherein Vitamine enthält. Und noch etwas sollten Sie bedenken: Vitamine als Präparat zu sich genommen, ersetzen niemals die wichtigen Vitamine in den Nahrungsmitteln. Sie sind und bleiben synthetisch. Denn jedes vitamin- und mineralstoffreiche Nahrungsmittel enthält außerdem noch viele andere lebenswichtige Nährstoffe.

Name des Vitamins	Tagesbedarf nach DGE	Höchstmenge
Vitamin A	0,8 bis 2,7 Milligramm	mit Arzt absprechen
Beta-Karotin oder Provitamin A	2 Milligramm	20 Milligramm
Vitamin D	0,005 Milligramm	mit Arzt absprechen
Vitamin E	12 Milligramm	120 Milligramm
Vitamin K	65 bis 80 Mikrogramm	800 Mikrogramm
B_1 oder Thiamin	1,1 bis 1,3 Milligramm	13 Milligram
Vitamin B_2 oder Riboflavin	1,5 bis 1,7 Milligramm	17 Milligramm
Niacin (früher: Vitamin B_3)	15 bis 18 Gramm	180 Gramm
Folsäure	0,15 Milligramm	1,5 Milligramm
Vitamin C	75 Milligramm	750 Milligramm

Was ist besser: Apotheke oder Supermarkt?

Das Angebot ist riesig: In Apotheken und im Reformhaus, in Drogerien, ja sogar im Supermarkt kann man Vitamin- und Mineralstoffpräparate bekommen. Sie können Kapseln kaufen oder Dragees, Tabletten oder Brausetabletten, Bonbons oder Trinkampullen. Alle Präparate, die Sie in Drogerien, im Reformhaus oder im Supermarkt kaufen können, fallen unter das Lebensmittelgesetz. Sie sind meist erheblich preiswerter als die »Apothekenware«.

In der Apotheke bekommt man grundsätzlich höher dosierte und deshalb auch teurere Präparate. Der Vorteil jedoch: Sie fallen unter das Arzneimittelgesetz und unterliegen wesentlich strengeren Auflagen.

Einem Test der Zeitschrift »Fit für Fun« haben wir folgende kleine Übersicht der gängigsten Vitamin- und Mineralstoffpräparate entnommen (siehe Tabelle Seite 58/59).

Sie sehen: Die Preisunterschiede sind zum Teil gewaltig – je nachdem, ob Sie im Supermarkt oder in der Apotheke kaufen. Wenn Sie ein bißchen Spaß am Kopfrechnen haben, macht es Ihnen sicher keinerlei Mühe, herauszufinden, wieviel der niedriger dosierten Vitaminpräparate aus dem Supermarkt Sie zu sich nehmen müssen, um dieselbe Wirkung wie mit einem hochdosierten Apothekenpräparat zu erreichen. Und dann ist wirklich die Frage, was preiswerter ist... Nicht zu vergessen die sachkundige Beratung, die Ihnen in der Apotheke gewährt wird.

So – nun haben Sie wirklich genug gelernt. Jetzt haben Sie sich eine Erfrischung verdient! Deshalb geht's im nächsten Kapitel um Getränke.

Name des Vitamins oder Minerals	**wo erhältlich**	**Name des Herstellers**	**Bewertung**	**Preis der Tagesdosis in DM**
Betacarotin, Vitamin C, Vitamin E, Selen	Aldi	Vitalis	gute Schutzstoffdeckung	0,19
Betacarotin, Vitamin C, Vitamin E, Selen	Drogeriemarkt	Huxol	gute Schutzstoffdeckung	0,20
Betacarotin, Vitamin C, Vitamin E, Selen	Reformhaus	Flügge	gute Schutzstoffdeckung	0,66
Betacarotin, Vitamin C, Vitamin E, Selen	Apotheke	Wörwag Pharma	gute Schutzstoffdeckung	0,53
Betacarotin, Vitamin C, Vitamin E, Selen	Apotheke	Ratiopharm	gute Schutzstoffdeckung	0,86
Vitamin B_1, B_2, B_6, B_{12}, Niacin, Folsäure, Pantothensäure, Biotin	Drogeriemarkt	Tetefit	breite Vitamindeckung	0,50
Vitamin B_1, B_3, B_6, B_{12}, Niacin, Folsäure, Pantothensäure, Biotin	Reformhaus	Dr. Grandel	breite Vitamindeckung	0,62

Name des Vitamins oder Minerals	**wo erhältlich**	**Name des Herstellers**	**Bewertung**	**Preis der Tagesdosis in DM**
Vitamin B_1, B_2, B_6, B_{12}, Niacin, Folsäure, Pantothensäure, Biotin	Reformhaus	Flügge	breite Vitamindeckung	0,30
Vitamin B_1, B_3, B_6, B_{12}, Niacin, Folsäure, Pantothensäure, Biotin	Apotheke	Roche Nicolas	breite Vitamindeckung	0,51
Vitamin B_1, B_3, B_6, B_{12}, Niacin, Folsäure, Pantothensäure, Biotin	Apotheke	Nordmark Omnival	breite Vitamindeckung	0,25
Calcium, Magnesium, Eisen, Zink, Kalium, Kupfer	Drogeriemarkt	Tetefit	breite Mineralstoffdeckung	0,33
Calcium, Magnesium, Eisen, Phosphor, Zink, Kalium, Jod, Kupfer	Apotheke	Fink GmbH	breite Mineralstoffdeckung	0,68

Kapitel 6

Viel Trinken hilft beim Abnehmen

Ohne Nahrung können wir es lange aushalten. Das erleben wir, wenn wir heilfasten oder eine Nulldiät machen. 30 bis 40 Tage kann der Mensch ohne Essen auskommen. Doch ohne Trinken? Nach 3 Tagen ist es aus mit uns.

Warum Wasser so wichtig ist

Kaum zu glauben, aber wahr: Wasser ist der wichtigste Nährstoff. Das kommt Ihnen sicher merkwürdig vor, nach allem, was Sie bis jetzt gelesen haben: Wasser – mit Null Kalorien Energiewert – soll ein Nährstoff sein? Doch bedenken Sie:

- Unser Körper besteht zu 50 bis 60 Prozent aus Wasser.
- In den Muskeln stecken bis zu drei Viertel Wasser.
- Im Blut sind sogar 90 Prozent Wasser enthalten.

Wasser erfüllt viele Funktionen für den Körper:

- Es läßt die Speisen aufquellen und sorgt dafür, daß sie im Darm fortbewegt werden.
- Es löst die Nährstoffe (wir erinnern uns an die wasserlöslichen Vitamine im vierten Kapitel!) aus der Nahrung und transportiert sie über das Blut in alle Körperzellen und Organe.
- Es dient zur »Müllentsorgung« im Körper: Abfallprodukte des Stoffwechsels werden über die Nieren ausgeschieden.

Deshalb soll ein Erwachsener täglich zwei bis zweieinhalb Liter Flüssigkeit zu sich nehmen. Dieser Bedarf an Flüssigkeit steigt,

- wenn man weniger ißt: dann fehlt uns die Flüssigkeit, die wir sonst über die Nahrung zu uns nehmen;
- wenn man sich mehr bewegt: Wer Sport treibt, verliert Flüssigkeit durchs Schwitzen;
- wenn man salzhaltige Speisen gegessen hat;
- wenn man viele eiweißhaltige Speisen gegessen hat;
- wenn man an Fieber, Erbrechen oder Durchfall leidet;
- wenn man im Sommer an heißen Tagen schwitzt.

Natürlich muß es nicht immer nur Wasser oder Mineralwasser sein. Auch Säfte, Milch oder mal ein Glas Wein oder Bier sind drin. Aber Vorsicht: Gerade die beliebtesten Durstlöscher enthalten viele »schlechte« Kohlenhydrate und haben deshalb eine ganze Menge überflüssiger Kalorien:

Getränke und ihre Kalorienmenge

Sorte	Menge	Kalorien	Joule
Säfte – Limonaden			
Ananassaft in Dosen	1/8 l	69	289
Apfelsaft	1/4 l	108	494
Brombeersaft	1/8 l	46	192
Cola-Getränke	1/4 l	100–112	419–468
Cola light	0,33 l	1	4
Grapefruitsaft, Dose, gesüßt	0,1 l	70	293
Hohes C	1/4 l	40	167
Holunderbeerensaft	1/4 l	40	167
Johannisbeerensaft, rot	0,1 l	50	209
Johannisbeerensaft, schwarz	0,1 l	56	234
Limonaden	1/4 l	100–115	419–481
Limonade kalorienreduziert	1/4 l	8–18	33–75
Mandarinensaft	0,1 l	45	188
Maracujasaft, gesüßt	0,1 l	58	242
Mineralwasser		0	0
Nestea Citrone/Hibiskus	1 TL	20	84
Orangensaft Hitchcock	0,1 l	52	218
O-Saft, frischgepreßt	0,1 l	49	205
Rote-Bete-Saft	0,1 l	10	41
Sanddornsaft	0,1 l	25	104
Selleriesaft	0,1 l	33	138
Tomatensaft	0,1 l	19	79
Tonic Water	0,1 l	30	125
Traubensaft frisch gepreßt	0,1 l	66	276
Trauben-Apfel-Trunk	0,1 l	52	218
Traubensaft rot	0,1 l	76	318
Traubensaft, weiß	0,1 l	71	287
Zitronensaft, von 1 Frucht		10	42
Zitronenteegetränk, instant	1/4 l	81	339
Bier			
Altbier	1/4 l	133	556
Doppelbock	1/4 l	166	694
Export	1/4 l	116	485
Märzen	1/4 l	118	493

Sorte	Menge	Kalorien	Joule
Weizenbier, 1 Flasche	1/4 l	226	946
alkoholfreies Bier	1/4 l	70	293
3% Bier	1/4 l	73	306
hell	1/4 l	118	493
dunkel	1/4 l	120	502
Altbier Diät	0,33 l	136	569
Bockbier	1/4 l	125	523
Malzbier (Nährbier)	1/4 l	146	586
Pils	1/4 l	115	481
Diät-Pils	1/4 l	75	314
Diätgetränke			
Diätfrucht »C« Vitaborn	1/4 l	54	226
Diät Fruchtsäfte Rabenhorst	1/4 l	55–75	230–314
Liköre			
je nach Zuckergehalt	2 cl	45–70	188–293
Brombeerlikör	2 cl	63	264
Eierlikör	2 cl	70	293
Kaffeelikör	2 cl	60	251
Kroatzbeere	2 cl	62	259
Kümmellikör	2 cl	53	222
Pernod	2 cl	51	213
Wermut, trocken	0,1 l	105	440
Wermut, süß	0,1 l	165	691
Milch			
Buttermilch	1/4 l	90	377
Kaba, 1 Tasse mit 2 TL		100	419
Kakao mit Milch/Zucker	1/8 l	130	544
H-Kakao, trinkfertig	0,1 l	55	230
H-Milch, 3,5 % Fett	0,1 l	65	272
H-Milch, 1,5 % Fett	0,1 l	35	146
H-Milch mit Vanille-, Banane-, Orangegeschmack	0,1 l	67	280
Sauermilch	0,1 l	66	276
Nesquick, mit 1 TL	1 Tasse	60	251
Trinkjoghurt	0,1 l	66–74	276–310

Sorte	Menge	Kalorien	Joule
Weine			
Beaujolais	1/4 l	200	837
Bordeaux	1/4 l	280	1172
Burgunder	1/4 l	200	837
Chablis	1/4 l	200	837
Champagner	1/4 l	180	754
Chateauneuf du Pape	1/4 l	225	942
Chianti	1/4 l	200	837
Muskateller	1/4 l	200	837
Portwein	1/4 l	400	1674
Portwein	0,1 l	160	670
Rheinwein, weiß	1/4 l	170	712
Rheinwein, rot	1/4 l	190	795
Roséwein	1/4 l	165	691
Rotwein im Durchschnitt	1/4 l	190	795
Sekt	1/4 l	175–205	733–858
Sherry	1/4 l	220	921
Süßwein	0,1 l	150	628
Weißwein im Durchschnitt	1/4 l	175	733
Apfelwein	1/4 l	96	400
Beerenweine	0,2 l	177	740
Marsala	1/4 l	400	1674
Most	1/4 l	130	544
Spirituosen			
Aquavit	2 cl	39	163
Branntwein			
je nach Alkoholgehalt	2 cl	45–56	188–234
Cognac/Weinbrand	2 cl	50–55	209–230
Gin	2 cl	50	209
Rum, 38 %	2 cl	64	268
40 %	2 cl	67	280
45 %	2 cl	75	314
54 %	2 cl	91	381
Whisky	2 cl	48	200
Wodka	2 cl	53	221

Sorte	Menge	Kalorien	Joule
Sonstiges			
Caro Instant ungesüßt	1/4 l	8	33
Instant Kaffee	2 cl	55	230
Kaffee ohne Milch/Zucker	1 Tasse	6	25
mit je 1 TL Milch u. Zucker	1 Tasse	44	184
Malzkaffee	0,1 l	5	20
Mokka, mit Milch und Zucker	1 kleine Tasse	30	126
ohne Zucker	1 kleine Tasse	10	42
Nescafe	1 Tasse	0	0
Nescafe mit Milch	1 Tasse	8	33
Nescafe mit Milch u. Zucker	1 Tasse	40	167
Tee ohne Milch/Zucker	1 Tasse	0	0
mit 1 TL Kondensmilch	1 Tasse	6	25
mit je 1 TL Kondens-milch/Zucker	1 Tasse	25	104

Warum man beim Abnehmen viel trinken sollte

»Schlankwerden mit Trinken – bei diesen Kalorienangaben?« werden Sie jetzt ganz entsetzt fragen. Aber Sie dürfen auf gar keinen Fall weniger als zwei Liter Flüssigkeit täglich zu sich nehmen – gerade, wenn Sie abnehmen wollen. Natürlich trinken Sie dann keine zuckerhaltige Limonade oder jeden Tag zwei Maß Bier. Aber Sie sollten Ihrem Körper schon alleine deshalb viel Flüssigkeit gönnen, weil er's dann leichter hat:

Beim Abspecken – auch ohne Crash-Diät – geht es an die Reserven, ans körpereigene Fett nämlich. Das heißt, Ihre Ausscheidungsorgane, vor allem die Nieren, arbeiten auf Hochleistung. Je mehr Sie trinken, um so leichter fällt Ihren Nieren diese Schwerarbeit.

Schauen Sie sich die oben stehende Liste einmal genau an: Da werden Sie sich schon etwas »herausfischen« können, was Ihnen schmeckt und dennoch nicht auf die Linie schlägt. Mineralwasser bietet sich natürlich am ehesten an. Es enthält nämlich Null Kalorien und – wie der Name schon sagt – viele Mineralien. »Ohne Geschmack«, werden Sie jetzt sagen, »das bekomme ich nicht runter!« Aber da kann man mit ein bißchen Phantasie Abhilfe schaffen. Peppen Sie Ihr tägliches Mineralwasser einfach auf:

- Geben Sie den Saft einer halben Zitrone zu.
- Gut und erfrischend schmeckt ein Eßlöffel Apfelessig im Mineralwasser.
- Wer noch mehr Geschmack will, spart auch mit der Mischung halb und halb aus ungesüßtem Obstsaft und Mineralwasser noch Kalorien ein.

Sie suchen Abwechslung zum Mineralwasser? Wie wär's denn damit:
- Bereiten Sie sich Kräuter- oder Früchtetee, den Sie dann mit ein paar Eiswürfeln servieren.
- Probieren Sie eine leichte Weinschorle: Zwar hat Wein natürlich Kalorien, aber er regt auch den Stoffwechsel an, wenn man ihn in Maßen und nicht in Massen genießt.

So – jetzt haben Sie sich genug erfrischt. Jetzt machen wir mal ein bißchen Bewegung, damit Sie nicht völlig einrosten. Im nächsten Kapitel geht es nämlich darum, ob Sport und Bewegung Ihnen beim Abnehmen helfen.

Kapitel 7

Bewegung tut gut

Jetzt kommen wir zu einem ganz anderen Thema: der körperlichen Fitneß nämlich. Dehnen Sie sich, strecken Sie sich – schließlich haben Sie ganz schön lange durchgehalten... Und Schlankwerden ist nicht immer mit so viel Lesestoff verbunden, das versprechen wir Ihnen!

Eine Viertelstunde pro Tag

Ein paar Minuten, ein Viertelstündchen täglich – nehmen Sie sich so viel Zeit für sich selbst? Auch wenn Sie Familie haben, wenn Sie berufstätig sind, selbst wenn Sie unter der Doppelbelastung Haushalt und Beruf stehen: 15 Minuten am Tag sollten Sie sich gönnen. Am besten morgens, um den Kreislauf so richtig anzukurbeln. Ein paar Übungen – vor offenem Fenster – reichen schon aus. Und dann dürfen Sie das leidige Thema »Körperertüchtigung« auch schon wieder ad acta legen.

Keine Angst: Wir wissen, wie schwer es einem fallen kann, selbst ein Viertelstündchen Gymnastik Tag für Tag durchzuziehen. Aber seien Sie stur – und wenn Ihnen Frühsport nicht liegt, dann suchen Sie sich eine andere Möglichkeit der körperlichen Betätigung:

- Nehmen Sie die Treppen und nicht den Lift!
- Gehen Sie zum Kaufmann um die Ecke zu Fuß – und lassen Sie das Auto in der Garage (auch die Umwelt wird es Ihnen danken!).
- Fahren Sie wieder Rad.
- Gehen Sie wenigstens einmal die Woche schwimmen.
- Oder machen Sie regelmäßig einen Spaziergang – und wenn Sie sich dafür einen Hund zulegen müssen, der bei jedem Wetter Gassi geführt werden will!
- Versuchen Sie es mit isometrischen Übungen. Dabei spannt man auf ganz bestimmte Weise einzelne Muskeln an (Bücher dazu finden Sie in jeder Buchhandlung!). Isometrische Übungen können Sie an fast jedem Ort und zu jeder Tageszeit durchführen. Sie machen genauso fit wie »richtige« Gymnastik – bloß: Es fällt Ihrer Umgebung nicht so auf.
- Auch Yoga, Entspannungsübungen oder Autogenes Training können Ihren Körper fitmachen, zwar auf andere Art als Leistungssport, aber trotzdem genauso wirksam.

Bringen Sie sich in Schwung!

Ganz ohne sportliche Betätigung kann unser Körper nun einmal nicht auskommen, um richtig gut zu funktionieren. Schließlich hat er sich im langen Zeitraum der Menschheitsgeschichte noch nie so viel ausruhen dürfen wie in den letzten paar Jahrzehnten.

Sicher: Wir treiben heute vielleicht mehr Sport als vor hundert Jahren. Aber die Arbeit, mit der wir unser »täglich Brot« verdienen (und leider eben nicht nur das, sondern viele andere, dick machende Dinge noch dazu!) ist viel leichter geworden. Wir sitzen mehr, wir haben Maschinen, die uns schwere körperliche Arbeiten abnehmen. Und mit immer mehr Freizeit werden wir leider auch immer fauler:

- Wir sitzen lieber vor dem Fernseher als einen abendlichen Spaziergang zu machen.
- Wir fahren lieber mit dem Auto zum Briefkasten als das Fahrrad zu benutzen (oder ebenfalls zu Fuß zu gehen).
- Für jede noch so kleine Arbeit – ob im Garten, Haushalt oder Beruf – haben wir Geräte, die uns alles erleichtern – so sehr, daß uns kaum noch etwas zu tun übrig bleibt.

Mit jeder körperlichen Bewegung jedoch bringen Sie sich und Ihren Körper in Schwung. Wer fit ist – und damit meinen wir jetzt nicht den täglichen Langlauf von zehn Kilometern oder dreimal die Woche einen Besuch im Fitneßstudio –, hat einfach mehr Spaß an sich, an seinem Körper, am Leben insgesamt! Sie sollten um Himmels willen nicht unbedingt anfangen, plötzlich Sport in Extremform zu treiben. Wissenschaftler haben herausgefunden, daß – wie oben gesagt – ein Viertelstündchen am Tag völlig ausreichend ist. Sie müssen nicht die Leistungen eines Spitzensportlers erbringen, sondern sollen einfach so viel (oder besser: so wenig!) tun,

- daß Sie nicht gleich bei einer Treppe mit fünf Stufen völlig außer Atem geraten;
- daß Sie einen Hügel bergauf spazieren, ohne zu schnaufen wie eine Lokomotive;
- daß Sie mal ein paar hundert Meter im Eilschritt gehen, ohne nach Luft zu japsen.

Es kommt dabei viel mehr auf Kondition an als auf alles andere. Und Kondition und Ausdauer haben Sie mit ein paar Minuten »Sport« täglich schon nach ein bis zwei Wochen erreicht.

Vergessen Sie nicht, daß sich Ihre körperliche Tätigkeit auch darauf auswirkt, was Sie täglich an Kalorien zu sich nehmen dürfen. Wenn Sie sich gesund und ausgewogen ernähren (davon im nächsten Kapitel mehr!), müssen Sie zwar nicht mehr sklavisch auf Kalorienwerte achten.

Ihnen wird in Fleisch und Blut übergehen, welche Nahrungsmittel Ihnen gut tun, und von welchen Sie besser die Finger lassen.

Aber trotzdem gilt: Wer sich körperlich betätigt, »darf« auch mehr Kalorien einfahren. Denn physische Anstrengung – und wenn's eine Stunde Bügeln ist! – verbraucht Energie.

Wie viele Kalorien verbraucht man bei…

Tätigkeit	pro Minute	pro Stunde
Aerobic	10,0	600
An- und Ausziehen	1,8	110
Aufräumen	2,1	130
Autofahren	1,6	100
Aufwaschen	4,0	240
Ballett	6,6–13	400–800
Bergsteigen	10,0	600
Bettenmachen	4,6	280
Bodybuilding	8,3	500
Bügeln	3,0	180
Eislaufen	5,8	350
Fensterputzen	3,6	220
Fernsehen	1,1	65
Fußball	10,0	600
Geräteturnen	8,3	500
Geschirrspülen	2,6	180
Gymnastik	3,3	200
Holzhacken	4,1	250
Jogging (9 km/h)	10,0	600
Klavierspielen	1,3	80
Kochen	1,6	100
Langlaufen (9 km/h)	13,0	780
Radfahren	3,3	200
Reiten (Trab)	4,6	280
Rühren	2,5	150

Tätigkeit	pro Minute	pro Stunde
Schlafen	1,0	60
Schneeschaufeln	8,3	500
Schuheputzen	2,3	140
Schwimmen	5,0	300
Sex	2,3–3,3	140–200
Sitzen	1,0	60
Skigymnastik	12,5	750
Skilaufen	10,0	600
Spazierengehen	2,6	160
Staubsaugen	3,6	220
Staubwischen	3,3	200
Stehen	1,1	65
Tanzen	5,0–10,0	300–600
Teigkneten	2,6	160
Tennis	7,5	450
Teppichklopfen	4,0	240
Tischtennis	5,0	300
Treppensteigen	8,3	500

Kapitel 8

Obst und Gemüse – die gesunden Fitmacher

Glänzende Äpfel, saftige Pfirsiche, leuchtend rote Erdbeeren, knackige Salate, frisches Gemüse: Lebensmittel, bei denen wir stets herzhaft zugreifen können – selbst, wenn wir gerade abnehmen möchten. Keine anderen Nahrungsmittel haben so wenig Kalorien wie die meisten Obst- und Gemüsesorten. Und darüber hinaus sind sie noch gesund. Denn Obst und Gemüse bestehen zu 75 bis 95 Prozent aus Wasser. Was dann noch übrig bleibt, entfällt auf Kohlenhydrate und Ballaststoffe, aber auch auf wichtige Vitamine und Mineralstoffe. Deshalb sind Obst und Gemüse aus einer gesunden, abwechslungsreichen Ernährung nicht wegzudenken.
Auch die »Dickmacher« unter ihnen haben so noch ihre guten Seiten.

Vielfältig und gesund: Obst in fast jeder Form

Deutschland ist ein großes Obstanbaugebiet. Zu jeder Jahreszeit bietet der Markt deshalb ein reichhaltiges Angebot. Hinzu kommen die zahlreichen Früchte, die aus allen Teilen der Erde eingeführt werden und unser heimisches Angebot angenehm ergänzen. So können Sie Ihren Hunger auf frisches Obst jederzeit stillen.

Obst ist ein vielfältiges Nahrungsmittel: ideal für den kleinen Hunger zwischendurch, als Ergänzung eines ausgewogenen Menüs, aber auch beliebt beim Abnehmen. Abgesehen von Nüssen und Trockenobst enthalten alle Obstsorten wenig Kalorien, dafür aber wertvolle Bestandteile wie Vitamine, Mineralstoffe, Fruchtsäuren, Pektine, Gerbstoffe und leicht resorbierbare Kohlenhydrate. Jeder dieser Inhaltsstoffe erfüllt seinen Zweck: Beim Zucker im Obst handelt es sich vorwiegend um Frucht- und Traubenzucker – beide können vom Körper schnell aufgenommen werden. Die Pektine beeinflussen nicht nur die Blutfettwerte positiv, sie saugen wegen ihrer Quellwirkung Giftstoffe, die sich im Darm bilden können, auf und führen sie ab. Die Ballaststoffe (z. B. die Schale) helfen, Verstopfung vorzubeugen. Gerbstoffe verhindern Entzündungen der Magen- und Darmschleimhaut.

Die Stars unter den Früchten

Vitamin C ist in den meisten Obstsorten in großer Menge vertreten. Allein eine Portion Erdbeeren deckt den Tagesbedarf an Vitamin C! Bei schwarzen Johannisbeeren reichen gar 40 g! In einigen Früchten sind auch Vitamine der B-Gruppe und Carotin (Vorstufe von Vitamin A) reichlich enthalten. Pflaumen, Äpfel und Aprikosen sind Beispiele hierfür.

Von den Mineralstoffen findet man im Obst hauptsächlich sechs Sorten: Kalium, Natrium, Calcium, Phosphor, Magnesium und Eisen. Auch hier bunkern schwarze Johannisbeeren die meisten Mineralien, aber auch Aprikosen und Kiwis sind sehr mineralstoffreich.

Vielseitigkeit ist Trumpf!

»An apple a day keep the doctor away« – diese englische Spruchweisheit ist nicht unbedingt zu beherzigen. Denn es gibt eigentlich keine einzige Obstsorte, die für sich allein genommen den Tagesbedarf an Vitaminen und Mineralstoffen deckt. Auf die Vielseitigkeit kommt es eher an: von jeder Obstsorte etwas.

Auch Obst kann auf die Linie schlagen

Bei Nüssen ist das Verhältnis Wasser/Kohlenhydrate gerade umgekehrt: wenig Wasser, dafür aber ein hoher Gehalt an Fett, Eiweiß und Kohlenhydraten. Wir wollen hier die Nüsse nicht verdammen. Im Gegenteil: Sie enthalten zwar viele Kalorien, sind andererseits aber reich an wertvollen Mineralstoffen, mehrfach ungesättigten Fettsäuren und Ballaststoffen. So hat eine Tüte Erdnüsse (100 g) stolze 627 Kalorien, deckt aber den täglichen Bedarf an Kalium und Vitamin B_1.

Also gönnen Sie sich ruhig hin und wieder eine Handvoll Nüsse, z.B. wenn das »Elf-Uhr-Loch« droht oder der »kleine Hunger« bei Ihnen anklopft, vor allem aber in Prüfungssituationen oder überhaupt, wenn Sie erregt sind. Denn Nüsse sind wahre Nervennahrung. Aber nicht unkontrolliert beim Fernsehen reinfuttern, sondern als Ergänzung zu den Tagesmahlzeiten sehen – und beim Tagesbedarf mitrechnen!

Der Geheimtip: Energiebomben für Geist und Körper

Vergessen Sie bitte, daß Sie immer gehört haben, Nüsse seien echte Dickmacher. Das sind sie nur dann, wenn man sie abends nebenher vor dem Fernseher futtert, und das am besten auch noch geröstet und gesalzen.

Nüsse sind wahre Kraftwerke – in den Tropen ersetzen sie aufgrund ihrer zahlreichen Inhaltsstoffe vielerorts praktisch das Fleisch. Sie enthalten nämlich nur wenig Wasser, dafür aber sehr viel Eiweiß (mehr als Fleisch) und viel (gesundes, weil pflanzliches) Fett. Außerdem sind natürlich viele Mineralstoffe darin und die berühmten B-Vitamine, die für Nerven und Gehirn so wichtig sind.

Natürlich sind Nüsse Kalorienbomben. 100 Gramm liefern zwischen 600 und 800 Kalorien. Aber wir hatten uns ja geeinigt: Wir wollen nicht mehr sklavisch auf Kalorientabellen starren, sondern versuchen, durch Ausgewogenheit unsere Ernährung und unsere Linie in den Griff zu bekommen. Deshalb dürfen Sie ruhig Nüsse knabbern, am besten übrigens in Verbindung mit Früchten wie Bananen, Äpfeln, Birnen. Aber bitte nicht nebenher, aus Langeweile, weil im Fernsehen zum fünftenmal ein uralter Edgar-Wallace-Film läuft, sondern als echte Energiemahlzeit. Eine Handvoll Nüsse statt des Schokoriegels, wenn Sie gerade im Büro etwas durchhängen oder der Vormittag eine Zwischenmahlzeit erfordert.

Nussige Tips

Nüsse schmecken besonders lecker, wenn man auf ein paar Dinge achtet:
- Trockene Nüsse kann man »auffrischen«, wenn man sie wäscht und dann in Milch einlegt.
- Nüsse sollten Sie frisch kaufen, am besten in der Schale, und dann selbst knacken. Wenn Ihnen das zu aufwendig ist, achten Sie im Laden bitte auf das Verfallsdatum.
- Fertig gesalzene und geröstete Nüsse haben bei Ihnen zu Hause eigentlich nichts mehr verloren. Erstens kann man das ganz leicht selbst machen, und zweitens sind gekaufte und geröstete Salznüsse oft chemisch behandelt, damit sie länger haltbar bleiben.
- Nüsse bewahrt man am besten in einer Blechdose auf – kühl und dunkel mögen sie's am liebsten. Man kann sie auch einfrieren, dann lassen sie sich besonders leicht knacken.

Trockenes Obst als Verdauungshelfer

Getrocknete Aprikosen, Feigen, Datteln, Rosinen sind die gängigsten Obstsorten, die es bei uns auf dem Markt in getrockneter Form gibt. Aber auch Äpfel, Birnen, Ananas oder Quitten findet man als Trockenobst in den Regalen.

Weil dem frischen Obst durch das Trocknen bis zu 85 Prozent Feuchtigkeit entzogen wird, liegen die Inhaltsstoffe in konzentrierter Form vor.

Deshalb ist nicht nur der Geschmack intensiver, sondern auch der Zuckergehalt. So haben 100 g getrocknete Aprikosen fünfmal soviel Kalorien wie die gleiche Menge frischer Aprikosen. Außerdem werden durch das Trocknen, das nicht immer schonend vonstatten geht, hitze- und sauerstoffempfindliche Vitamine (A, B_1, C, D, E, K, Folsäure, Pantothensäure) größtenteils zerstört. Einen Erfolg können die Trockenobstsorten jedoch für sich verbuchen – den durchschlagenden. Durch ihren hohen Anteil an Ballaststoffen fördern sie die Verdauung, vor allem, wenn man sie auf nüchternen Magen ißt.

Finger weg von kandierten Früchten und Obstkonserven!

Kandierte Früchte sind der pure Zucker! Sie enthalten bis zu 75 Prozent dieses »leeren« Kohlenhydrates. Auch Obstkonserven sollten Sie mit Vorsicht genießen. Denn diese Früchte schwimmen geradezu in Zucker. Dank der Deklarationspflicht wissen wir aber, auf wieviel Zucker wir uns bei den einzelnen Konserven einlassen:

»sehr leicht gezuckert«:	9–14 % (g/100 g)
»leicht gezuckert«:	14–17 % (g/100 g)
»gezuckert«:	17–20 % (g/100 g)
»stark gezuckert«:	über 20 % (g/100 g)

Der große Abnehmhelfer: Gemüse

Auch beim Gemüse spielt der hohe Wassergehalt – 75 bis 95 Prozent – für die Ernährung eine große Rolle. Denn übrig bleibt ein relativ großer Anteil an Kohlenhydraten und Ballaststoffen. Vorneweg sind hier die Hülsenfrüchte, aber auch Mais, Schwarzwurzeln und Rote Bete zu nennen.

Gemüse darf bei einer ausgewogenen Kost nicht fehlen. Denn es liefert wertvolle Vitamine und Mineralstoffe. So ist Gemüse neben Obst der wichtigste Vitamin-C-Lieferant. 100 g Paprika und Grünkohl beispielsweise liefern doppelt soviel Vitamin C, wie der Körper täglich braucht.

Auch die B-Vitamine und das Carotin sind reichlich im Gemüse enthalten, vor allem in Möhren, Grünkohl, Spinat und Petersilie.

Kalium, Phosphor und Magnesium sind die drei Mineralien, die sich am meisten im Gemüse tummeln. Demgegenüber steht ein bemerkenswert niedriger Gehalt an Bluthochdruck förderndem Natrium. Besonders gering ist das vor allem in Erbsen, grünen Blattsalaten, Paprika, Kürbis, Mais oder Porree enthalten. Und das blutbildende Eisen findet sich in hohem Maße in Schwarzwurzeln und Mangold. Leider kann es unser Körper nur zu zehn Prozent verwerten – es sei denn, man ißt gleichzeitig Grünkohl, roten Paprika oder beispielsweise Brokkoli. Denn Vitamin C, das diese Gemüse reichlich enthalten, sorgt dafür, daß das Eisen vom Körper besser aufgenommen wird.

Leider kann man die meisten Gemüsearten nicht roh verzehren. Deshalb muß man einige Vitamin- und Mineralstoffverluste beim Garen hinnehmen (Näheres dazu im achten Kapitel).

Je grüner, desto gesünder

Dies gilt zunächst für alle Gemüsearten, insbesondere aber auch für Blattsalate. Gehören Sie auch zu den Leuten, die beim Kopfsalat zunächst die äußeren Blätter abmachen und, weil etwas verschmutzt, in den Abfalleimer werfen? Vermeintlich schmecken die inneren Teile des Salates, das sogenannte Herz, viel besser. Vielleicht sind sie knackiger, aber bestimmt nicht gesünder. Im Gegenteil: Je mehr Chlorophyll in den Blättern gespeichert ist, also je grüner, desto vitaminreicher sind sie.

Etwas Kresse, ein Teelöffel Petersilie, ein wenig Dill an den Salat, und schon haben Sie Ihrem Essen eine kleine Vitaminspritze verpaßt. Kräuter enthalten nämlich reichlich Vitamin A und C, aber auch das für die Muskeln so wichtige Mineral Kalium. Hier gilt: je mehr, desto besser.

Wann gibt es welches Obst und Gemüse?

Obst	Jan.	Feb.	März	April	Mai	Juni	Juli	Aug.	Sep.	Okt.	Nov.	Dez.
Äpfel	•	•	•						•	•	•	•
Aprikosen					•	•	•	•	•			
Birnen								•	•	•		
Brombeeren							•	•	•	•		
Erdbeeren					•	•	•					

Obst	Jan.	Feb.	März	April	Mai	Juni	Juli	Aug.	Sep.	Okt.	Nov.	Dez.
Himbeeren						•	•					
Holunderbeeren									•	•	•	
Johannisbeeren							•	•				
Kirschen					•	•	•	•				
Pfirsiche/ Nektarinen						•	•	•				
Pflaumen							•	•	•			
Preiselbeeren								•	•	•		
Quitten									•	•	•	
Stachelbeeren						•	•	•				
Weintrauben							•	•	•			

Gemüse	Jan.	Feb.	März	April	Mai	Juni	Juli	Aug.	Sep.	Okt.	Nov.	Dez.
Artischocken				•	•							
Auberginen					•	•	•	•				
Bataviasalat					•	•	•	•	•			
Bleichsellerie	•	•	•	•	•	•	•	•	•	•	•	•
Blumenkohl			•	•			•	•	•	•		
grüne Bohnen							•	•	•			
Brokkoli							•	•	•	•		
Champignons	•	•	•	•	•	•	•	•	•	•	•	•
Chicorée	•	•	•	•							•	•
Chinakohl	•	•	•							•	•	•
Eichblattsalat					•	•	•	•	•			
Einlegegurken								•	•	•		
Eisbergsalat					•	•	•	•	•	•		
Endiviensalat									•	•	•	
grüne Erbsen						•	•	•				
Feldsalat										•	•	•
Fenchel	•	•	•	•	•	•			•	•	•	•
Grünkohl	•	•									•	•
Kohlrabi						•	•			•		
Kopfsalat			•	•	•	•	•	•	•	•		
Kürbis								•	•	•	•	
Lollo Rosso					•	•	•	•	•			
Meerrettich			•	•	•						•	•
Melonen						•	•	•	•	•		
Möhren	•	•	•	•	•							•
Paprika						•	•	•	•	•	•	
Petersilie	•	•	•	•	•	•	•	•	•	•	•	•

Gemüse	Jan.	Feb.	März	April	Mai	Juni	Juli	Aug.	Sep.	Okt.	Nov.	Dez.
Porree/ Lauch	•	•	•					•	•	•	•	•
Radieschen					•	•	•					
Rettich					•	•	•	•	•	•		
Rhabarber				•	•	•						
Rosenkohl	•	•									•	•
Rote Bete	•	•								•	•	•
Rotkohl	•	•	•				•	•	•	•	•	•
Salatgurken			•	•	•	•	•	•	•	•	•	•
Schwarz- wurzeln												•
Sellerie- knollen	•	•	•							•	•	•
Spargel				•	•	•						
Spinat			•	•	•				•	•		
Tomaten				•	•	•	•	•	•	•	•	
Weißkohl	•	•	•	•						•	•	•
Wirsing	•	•	•	•	•					•	•	•
Zucchini						•	•	•	•	•	•	
Zwiebeln	•	•	•	•	•			•	•	•	•	•

Hülsenfrüchte – nur »Dickmacher«?

Fast jedes Produkt hat seine guten Seiten, so auch die Hülsenfrüchte, die so oft als »Dickmacher« verschrieen werden. Bohnen, Erbsen, Linsen und vor allem Sojabohnen sind die eiweißreichsten pflanzlichen Nahrungsmittel. In Ergänzung mit Milch und Getreideprodukten bieten sie eine ideale Kombination. Hülsenfrüchte sind wie Nüsse gute Nervennahrung, denn sie enthalten große Mengen an B-Vitaminen. Auch zum Aufbau der Knochen sind die kleinen »Früchtchen« geeignet, denn sie liefern reichlich Calcium. Vorreiter ist hier die Sojabohne.

»Jedes Böhnchen gibt ein Tönchen.«

Diese alte Weisheit kennt jedes Kind. Denn Hülsenfrüchte sind leider schwer verdaulich und blähen. Dies kann man zwar etwas vermindern, wenn man die Hülsenfrüchte schält, dann gehen aber wiederum wertvolle Vitamine und Mineralien verloren, die in der Schale der Hülsenfrüchte stecken. Auch beim Einweichen der Hülsenfrüchte werden wertvolle Nährstoffe ausgeschwemmt. Deshalb sollte man das Einweichwasser besseren zum Garen verwenden.

Erbsen, Bohnen, Linsen – wie geht's am besten?

Achten Sie bitte schon beim Einkauf darauf, daß die Hülsenfrüchte nicht in Schachteln, sondern lose in Tüten verpackt sind. Dann sehen Sie nämlich gleich, ob alles okay ist:

- Hülsenfrüchte sollten immer eine saubere, glatte und glänzende Haut haben. Sie sollten auch in etwa gleich groß sein.
- Sie entdecken kreisrunde Löcher oder dunkle Stellen? Dann lassen Sie bloß die Hände weg! Wahrscheinlich sind Schädlinge daran gewesen. Bei Linsen kann man das an halbmondförmigen Löchern an den Kanten erkennen.
- Frische Hülsenfrüchte riechen auch frisch. Wenn Sie muffigen Geruch bemerken, bringen Sie die Ware zurück.
- Hülsenfrüchte müssen trocken, luftig und dunkel gelagert werden. Ungeschält halten sie sogar ein paar Jahre. Geschält sollte man sie innerhalb von sechs Monaten aufbrauchen.

Goldene Kochregeln für Erbsen, Bohnen, Linsen

- Am besten kaufen Sie nur ungeschälte Erbsen, Bohnen und Linsen, denn in den Schalen stecken wichtige Fermente und Vitalstoffe, die nicht verlorengehen sollten.
- Vor dem Kochen müssen Sie wie weiland Aschenputtel tätig sein: Hülsenfrüchte müssen nämlich verlesen werden. Dann legt man sie in eine Schüssel mit kaltem Wasser: »Taube« Früchte schwimmen bald an der Oberfläche und können aussortiert werden, während »gute« am Grund liegen bleiben.
- Sie leben in einer Gegend mit sehr kalkhaltigem Wasser? Dann sollten Sie es vorm Einweichen der Hülsenfrüchte unbedingt abkochen und abkühlen lassen.

- Man rechnet die Wassermenge zum Einweichen 1 : 4. Das heißt, auf eine Tasse Hülsenfrüchte brauchen Sie vier Tassen Wasser. Für eine Hauptmahlzeit mit vier Personen braucht man also etwa 300 bis 350 Gramm Hülsenfrüchte.
- Manche Hülsenfrüchte müssen vor dem Kochen quellen. Dazu brauchen weiße Bohnen, Sojabohnen, ungeschälte Erbsen und Kichererbsen etwa 12 Stunden – also am besten über Nacht.
- Sie können die lange Einweichzeit mit einem Trick umgehen: Bringen Sie die vierfache Wassermenge wie Hülsenfrüchte zum Kochen, geben Sie die gewaschenen Hülsenfrüchte hinein und kochen Sie im offenen Topf zwei Minuten lang richtig auf – dann bei ausgeschaltetem Herd etwa eine Stunde zugedeckt stehen lassen.
- Ungeschälte, aber auch geschälte Linsen und geschälte Erbsen dagegen brauchen keine Vorquellzeiten.
- Sie sollten die Hülsenfrüchte immer mit dem Einweichwasser garen. Es hat nämlich in der Einweichzeit wertvolle Mineralien und Vitamine aufgenommen. Einzige Ausnahme sind die Lima-Bohnen: Sie enthalten Blausäure, deshalb muß das Einweichwasser weggeschüttet werden.
- Vorgeweichte Hülsenfrüchte haben unterschiedliche Garzeiten. Im normalen Kochtopf brauchen:
  - Bohnen bis zu 90 Minuten,
  - ungeschälte Erbsen und Kichererbsen 1,5 bis 2 Stunden,
  - Linsen und geschälte Erbsen 45 Minuten bis zu einer Stunde,
  - kleine rote Linsen 30 Minuten.
- Beim Kochen immer nur vorsichtig umrühren, die Schalen platzen sehr leicht.
- Erst nach dem Weichkochen werden Hülsenfrüchte gesalzen. Wenn Sie vorher Salz zugeben, bleiben sie lange hart. Deshalb sollte man übrigens – was z. B. zur Linsensuppe toll schmeckt – gepökeltes Fleisch, Speck, Bauchfleisch oder Würste extra kochen und erst am Schluß zugeben.
- Für den Dampfdrucktopf gelten eigene Regeln: Sie wenden den oben stehenden »Einweichtrick« an und füllen dann die Hülsenfrüchte nach der Stunde Quellzeit mit Gewürzen und Kräutern, aber ohne Salz bis zu höchstens zwei Dritteln der Topfhöhe ein. Geben Sie einen Teelöffel Butter (es geht auch gut mit Distel- oder Sonnenblumenöl) zu, damit es nicht überschäumt. Nun lassen Sie alles bei offenem Topf zwei- bis dreimal aufkochen und rühren vorsichtig um. Dann schließen Sie den Topf.

Vorgeweichte Linsen sind nun in etwa acht bis zehn Minuten fertig; ungeweichte Linsen brauchen etwa 15 bis 20 Minuten, vorgeweichte Bohnen zwölf bis 15 Minuten; Erbsen geweicht zehn bis 15 Minuten und ungeweicht 15 bis 20 Minuten.

Sie sehen: Mit Obst und Gemüse sollten Sie bei Ihrem täglichen Speiseplan nicht geizen! Damit bleiben Sie gesund und werden sogar richtig fit. Wie – das lesen Sie im nächsten Kapitel.

Kapitel 9

Die besten Tips für Ihre Fitneß

Natürlich ist nicht nur die richtige Ernährung wichtig, damit Sie fit und gesund bleiben. Daß auch Bewegung gut tut, haben wir ja schon im sechsten Kapitel »gelernt«. Forscher haben jedoch herausgefunden, daß es sozusagen eine Hitliste von Obst- und Gemüsesorten gibt, die unserem Körper ganz besonders gut tun.

Die 20 tollsten Fitmacher

- **Ananas:** Die vielen Enzyme in dieser Frucht bringen unseren Stoffwechsel auf Hochtouren. Allerdings: Nur frische Ananas hat diese Wirkung. Bei Früchten aus der Konserve sind diese Enzmye nicht mehr enthalten.
- **Apfel und Birne** sind besonders gut für den Stoffwechsel, denn beide Früchte enthalten viele Ballaststoffe und reichlich Kalium.
- **Avocado:** Fast ein Drittel leicht verdauliches Fett und extra viel Vitamin E sorgen dafür, daß die Avocado zu den »Schönmachern« von Haut und Haaren zählt.
- **Banane:** Viele B-Vitamine, Vitamin A und Serotonin – der sogenannte »Gute-Laune-Macher« – sind dafür verantwortlich, daß Bananen tolle Früchtchen sind. Und sie machen echt fit, denn sie stärken Nerven, Augen und Immunsystem.
- **Blattsalate** sind ideal als Vorspeise. Denn durch die vielen Ballaststoffe machen sie schneller satt – Sie essen danach automatisch weniger. Und: Sie sorgen für eine gute Verdauung. Außerdem sind Blattsalate natürlich besonders vitamin- und mineralstoffreich.
- **Brokkoli** enthält viel Karotin. Das schützt die Körperzellen vor dem Eindringen von Viren und Bakterien.
- **Eier** sind das ausgewogenste Nahrungsmittel, was den Eiweißgehalt angeht. Auch sonst sind sie nicht ohne: Vitamine der B-Gruppe und Lecithin sorgen – neben dem Eiweiß – für den Bau neuer Körperzellen, stärken die Nerven und glätten die Haut. Vorsicht muß nur derjenige walten lassen, der zu einem erhöhten Cholesterinspiegel neigt: Eier enthalten viel Cholesterin, das als Risikofaktor für Herz- und Kreislauferkrankungen bezeichnet wird.
- **Fisch** sorgt dafür, daß unser Immunsystem aktiviert wird. Außerdem gilt Fisch – vor allem magere Sorten – als cholesterinsenkend und demzufolge vorbeugend gegen Herzinfarkt. Fisch liefert außerdem Jod für unsere Schilddrüse.
- **Fleisch** ist einer der wertvollsten Eiweißlieferanten. Tierisches Eiweiß ist für unseren Körper gut verdaulich, außerdem wird damit der Zellaufbau angeregt, Enzmye und Hormone aufgebaut. Im Fleisch enthaltenes Eisen ist unentbehrlich für die Blutbildung.
- **Geflügel** enthält ebenfalls hochwertiges Eiweiß – ideal für den Muskelaufbau. Außerdem ist in Geflügel viel Phosphor enthalten – der unent-

behrliche Baustoff für unsere Knochen und Zähne. Magnesium ist für Herz und Nerven lebenswichtig.

- **Joghurt** ist ebenfalls ein hochwertiger Eiweißspender. Kalzium ist für Knochen und Zähne ein Grundbaustoff. Die im Joghurt enthaltene Milchsäure aktiviert unsere Verdauung.
- **Kartoffeln** enthalten reichlich Ballaststoffe und Kohlenhydrate. Man bleibt nach einer Kartoffelmahlzeit lange gesättigt. Außerdem sind die »tollen Knollen« randvoll mit pflanzlichem Eiweiß, Magnesium, Kalium und Vitaminen.
- **Möhren** enthalten reichlich Karotin: ideal für die Sehkraft unserer Augen und für eine schöne Haut. Bei der Zubereitung dürfen Sie ruhig etwas Butter verwenden, dann nimmt unser Körper das Karotin nämlich besser auf.
- **Nudeln** sind ganz zu Unrecht als Dickmacher verschrieen. Sie bringen Power und Energie – und zwar durch Kohlenhydrate. Außerdem enthalten sie viel Kalium, Phosphor und die Vitamine B_1, B_2 und Niacin: Für unsere Nerven und Zellen ganz wichtig!
- **Paprikaschoten** enthalten von allen Gemüsearten am meisten Vitamin C. Sie regen den Appetit an, fördern die Verdauung und vertreiben Bakterien.
- **Reis** ist immer dann Korn für Korn gesund, wenn Sie nicht geschälten weißen, sondern Naturreis verwenden. Im Reis enthaltenes Kalium entwässert und entschlackt unseren Körper, viele B-Vitamine fördern den Stoffwechsel und stärken das Nervensystem.
- **Spargel** ist der Schlank- und Schönmacher schlechthin: Er besteht nämlich zu 94 Prozent aus Wasser und enthält Asparaginsäure und Kalium. Damit werden Schlacken und Giftstoffe aus unserem Körper ausgeschwemmt. Und das wiederum tut auch der Haut gut.
- **Spinat** steckt voller Fitmacher wie Fluor, Kalium, Eisen und natürlich auch vielen Vitaminen (vor allem Vitamin A).
- **Tomaten** sorgen für gute Laune, denn auch in ihnen steckt Serotonin, außerdem natürlich noch viele Vitamine und Spurenelemente (Zink, Nickel, Kupfer, Kobalt). Und: Tomaten fördern unseren Stoffwechsel.
- **Zitronen** sorgen dafür, daß wir Fett besser verdauen können. Und natürlich sind sie wahre Vitamin-C-Bomben. Am besten klappt die Fettverdauung, wenn Sie eine Zitrone wie Orangen essen: also abschälen und Schnitz für Schnitz in den Mund schieben. Wer die Säure kaum ertragen kann, neutralisiert sie danach mit etwas Quark.

Kapitel 10

Was und wie Sie einkaufen

Wer die Wahl hat, hat die Qual! Das vielfältige Angebot an Lebensmitteln läßt uns oft zum Falschen greifen. Denn bei vielen Menschen – ganz gleich ob sie berufstätig oder »Nur-Hausfrau« sind – geht der tägliche oder wöchentliche Einkauf nicht geplant vor sich.
Meist sieht es leider eher so aus:

- In aller Eile rennt man nach der Arbeit oder in der Mittagspause in den Supermarkt und sucht sich das Abendessen oder sogar die Verpflegung fürs Wochenende zusammen – gerade noch so vor Ladenschluß.
- Ohne Ziel und Plan schlendert man unentschlossen durch die weitläufigen Gänge des Großmarkts, um sich »Appetit« zu holen. Das ist bei all den bunt verpackten und lockenden Angeboten gar nicht so einfach, oder es geht einfach auch deshalb schief, weil das Angebot so überreichlich ist: Die Qual der Wahl macht's nämlich schwer, das Richtige zu finden.

Daß man auf diese Weise genau zu den »falschen« Sachen greift, ist eigentlich klar. So wandern häufig Fertiggerichte, Dosenmahlzeiten oder abgepackte Lebensmittel mit wenig Vitaminen und Mineralien in den Einkaufswagen. Wir fallen dabei auch auf Dinge herein, die nur einen unserer vier Sinne reizen: das Auge nämlich. Nase, Geschmack und Tastsinn bleiben »außen vor«. Selbst wenn es sich mittlerweile in vielen Supermärkten eingebürgert hat, daß man Gemüse und Obst selbst auswählt und einpackt: Wir sind durch Jahre, ja Jahrzehnte auf das Falsche »gepolt«. Denn die Werbung hat uns überzeugt: Nur was schön aussieht, schmeckt auch gut.

Daß dies ganz einfach falsch ist, zeigen uns immer wieder und immer öfter Horrormeldungen in Zeitung und Fernsehen: Da wird »aufgedeckt«, daß Wein mit Glykol versetzt wurde, daß Gemüse bestrahlt wird, daß Fleisch von kranken Rindern in den Verkauf gelangt. Von zahlreichen krebserregenden Zusatzstoffen und gentechnologisch manipulierten Lebensmitteln ganz zu schweigen...

Am Gift kommt niemand vorbei

Jeder von uns nimmt pro Jahr etwa zwei Kilogramm (!) giftige Stoffe zu sich – mit steigender Tendenz! Weit über 300 Einzelstoffe in mehr als 2000 chemischen Präparaten werden allein Tag für Tag dafür eingesetzt, daß die Pflanzen, von denen wir uns ernähren, »geschützt« sind. Hauptsächlich geschieht dies durch Unkraut-, Pilz- und Insektenvernichtungsmittel.

Und unser Essen selbst?

Den industriellen Nahrungsmitteln werden über 3000 Zusatzstoffe beigegeben – und gewiß nicht alle sind unbedingt nötig, um Aussehen, Geschmack und Geruch zu verbessern. Dazu kommt noch die »ganz normale« Umweltverschmutzung...

Die Lebensmittelherstellung wird zwar überwacht, aber die Ergebnisse sind mager: Selbst wenn fast die Hälfte der untersuchten Nahrungsmittel noch Rückstände enthält, so ist dies in einem Bereich – nämlich bei Obst unter einem Prozent, bei Gemüse unter zwei bis drei Prozent –, der noch unter der zulässigen Höchstgrenze liegt. Dies haben Lebensmitteluntersuchungen bei uns ergeben. In der EU geht es noch schlimmer zu: Wir beziehen fast zwei Drittel Obst und Gemüse aus dem Ausland. Dort sind die Bestimmungen meist lockerer und werden noch weniger auf Einhaltung überprüft als bei uns. Solche Höchstmengenregelungen gibt es übrigens nur bei Obst und Gemüse; bei tierischer Nahrung sieht es düster aus: Es gibt kaum Begrenzungen – und nur, wenn mal ein »Hormonskandal« auffliegt, erfährt die Öffentlichkeit davon.

Wie kaufe ich gesund ein?

Zunächst einmal: Planung ist alles. Vor allem dann, wenn Sie als Berufstätige(r) unter großem Zeitdruck einkaufen müssen:

- Machen Sie sich die (kleine) Mühe und stellen Sie einen Speiseplan auf.
- An den halten Sie sich weitestgehend, aber nicht sklavisch. Wenn Ihnen das Frische- oder Sonderangebot im Lebensmittelgeschäft etwas anderes bietet, stellen Sie um. (Nachdem Sie in diesem Buch bis zu diesem Kapitel gekommen sind, wissen Sie ja auch, was Sie ohne Bedenken essen dürfen!)

- Natürlich denken Sie dabei an die Jahreszeiten: Sie werden auf Ihrem Speiseplan also keine Erdbeeren im Oktober und keinen Rosenkohl im Juni stehen haben (in Kapitel 8, Seite 81 ff., finden Sie eine kleine Tabelle, in der die gängigsten Obst- und Gemüsearten und ihre Erntezeiten aufgeführt sind).
- Sie haben Familie? Dann achten Sie besonders darauf, daß Ihre Kinder genügend Vitamine und Aufbaustoffe erhalten.
- Wenn ein Familienmitglied mittags in der Kantine essen muß, sollten Sie dies in Ihrem Ernährungsplan berücksichtigen: Sie kaufen dann mehr frische Kost ein.

Kleiner Einkaufsratgeber

Unsere zehn Tips sollen Ihnen helfen, richtig einzukaufen:

1. Nur ganz frisches Obst und Gemüse in den Einkaufskorb legen. Es sollte keine braunen Stellen oder welke Blätter haben.
2. Fertig geschnittenen und abgepackten Salat lassen Sie bitte auf jeden Fall liegen, denn Sie wissen ja: Viele Vitamine sind licht- und sauerstoffempfindlich. Bis Sie solchen Salat zu Hause essen, ist sein Vitaminwert gleich Null!
3. Achten Sie nicht unbedingt auf die Handelsklassen: Sie sind nur wichtig für das Aussehen der Waren, nicht aber für einen gesunden »Inhalt« von Obst und Gemüse.
4. Wenn Sie Gefriergut kaufen, bitte darauf achten, daß kein Gefrierbrand an den einzelnen Teilen ist. Schauen Sie sich auch die Gefriertruhe im Geschäft gut an: Ist sie sauber? Kühlt sie gut? Liegen die Waren sortiert aus? Wenn nicht – dann Finger weg von dieser Tiefkühlkost!
5. Bei Fertiggerichten – wenn's denn schon sein muß! – wird Ihnen nichts anderes übrigbleiben, als die Inhaltsstoffe zu überprüfen (siehe Tabelle Seite 95 f.). Oft enthalten Fertiggerichte sehr viel Salz, immer viele Konservierungs-, Farb- und andere Zusatzstoffe, dafür nur wenig Vitamine und Mineralstoffe. Deshalb ist wichtig: Fertiggerichte sollten für Sie immer nur Ergänzung sein, nicht über längere Zeit als Hauptnahrungsmittel dienen!

6. Wenn es denn schon Konserven sein müssen: Hände weg von solchen Dosen, die Dellen haben. Sie sind verdorben! Auch Konserven enthalten Vitamine und Mineralien nur noch in geringen Mengen, dafür aber um so mehr Konservierungs- und Zusatzstoffe.
7. Ebenfalls wichtig beim Einkauf: das Mindesthaltbarkeitsdatum. Es sollten immer Tag, Monat und Jahr genannt sein. Das Mindesthaltbarkeitsdatum ist aber kein Verfallsdatum – Produkte sind noch nicht verdorben, wenn sie die Mindesthaltbarkeit überschritten haben. Milchprodukte, kühl gelagert, kann man durchaus noch bis zu drei Tagen nach dem Mindesthaltbarkeitsdatum verzehren.
8. Anders sieht es mit dem Verbrauchsdatum aus: Waren, die dieses Datum überschritten haben, dürfen nicht mehr verkauft werden. Beides – Mindesthaltbarkeits- und Verfallsdatum – müssen Sie übrigens natürlich auch bei sich zu Hause beachten, wenn Sie auf Vorrat einkaufen.
9. Greifen Sie bei Brot stets zu Vollkornprodukten. Sie enthalten wesentlich mehr Nährstoffe und Mineralien als Weißbrot.
10. Bei Milchprodukten wie Joghurt- und Quarkzubereitungen lesen Sie die Inhaltsstoffe bitte genau durch. Besonders der Zuckergehalt ist für Sie wichtig, wenn Sie auf Ihre Linie achten wollen.

Was sind eigentlich Zusatzstoffe?

Haben Sie mal die Zutatenliste eines industriell gefertigten Nahrungsmittels unter die Lupe genommen? Wahrscheinlich sind Sie richtig erschrocken, was da so alles drin ist! Unsere kleine Tabelle zeigt Ihnen auf einen Blick, welche Stoffe sich hinter den dreistelligen Zahlenkombinationen (z. B. »E 100« oder »E 406«) verbergen. Seit ein paar Jahren kennen wir EU-weit diese Gruppen von Zusatzstoffen:

Name des Stoffes	**Wirkung**
Farbstoffe	sollen dem Lebensmittel eine schönere Farbe geben und damit zum Kauf anregen. Die E-Nummern für Farbstoffe beginnen mit einer 1.

Name des Stoffes	Wirkung
Konservierungsstoffe	verlängern die Haltbarkeit (etwa bei Feinkostsalaten, aber auch bei Brot). Die E-Nummern beginnen fast alle mit einer 2.
Antioxidationsmittel	verlangsamen die Reaktion von Sauerstoff mit Lebensmittelinhaltsstoffen, vor allem mit Fett. Sie sind wichtig für die Haltbarkeit. Die E-Nummern beginnen mit einer 3.
Emulgatoren oder Stabilisatoren	verbinden manche Stoffe, z. B. Fett und Wasser, die sich sonst nicht verbinden lassen (bei Mayonnaise). Die E-Nummern fangen mit einer 3 oder 4 an.
Dickungsmittel, Geliermittel oder modifizierte Stärken	finden sich häufig in Konfitüren. Sie sorgen dafür, daß Substanzen verdicken oder gelieren. Die E-Nummern fangen mit einer 4 an.
Säuerungsmittel und Säureregulatoren	beugen der Vermehrung schädlicher Keime vor; sorgen außerdem für längere Haltbarkeit und manchmal besseren Geschmack.
Trennmittel	verhindern Klümpchenbildung und Verkleben.
Überzugsmittel	sollen Austrocknen verhindern.
Tauchmassen	verzögern mit einem dünnen Wachsfilm das Verderben bei manchen Zitrusfrüchten und Käsesorten.
Geschmacksverstärker	haben selbst kaum Geschmack, verstärken aber den anderer Speisen. Glutamat z. B. ist oft in Fertigsuppen und -saucen enthalten.
Zuckeraustauschstoffe	sind für Diabetiker und zum künstlichen Kalorieneinsparen für Diäten geeignet.
Stoffe für sonstige technologische Zwecke	z. B. Schaumverhüter beim Kochen von Konfitüren oder Backtriebmittel zur Teiglockerung.

Vorratshaltung – früher und heute

Es gibt verschiedene Methoden, Lebensmittel zu konservieren – also haltbar zu machen. Manche wendet man im Haushalt an: wenn Sie z. B. Marmelade einkochen, wenn Sie Schweinebraten einfrieren. Früher war das übrigens (über)lebensnotwendig. Denn man konnte ja nicht einfach in den Supermarkt gehen und einkaufen, sondern mußte Vorratshaltung betreiben. Folgende kleine Tabelle zeigt Ihnen die für den Haushalt wichtigsten Methoden der Haltbarmachung:

Art des Konservierens	Was geschieht dabei
Einlegen	Die Lebensmittel werden mit Flüssigkeiten wie Alkohol (Rumtopf), Essig, Zuckerlösung oder Salzlösung bedeckt. Es kann kein Sauerstoff mehr daran, deshalb halten sie länger.
Pökeln	Fleisch wird in eine Kochsalzlösung (15 %) eingelegt oder schichtweise mit Salz bestreut. Dies hemmt die Vermehrung von Keimen.
Räuchern	Durch Wärme wird dem Lebensmittel Wasser entzogen. Im Rauch enthaltene Stoffe dringen in das Nahrungsmittel ein.
Salzen	Vor allem Fleisch oder Fisch wird mit Salz eingerieben oder in eine Kochsalzlösung (15%) eingelegt.
Säuern	Das Paradebeispiel dafür ist Sauerkraut: Das Lebensmittel wird durch Zugabe von Salz zum Säuern angeregt.
Tiefkühlen	Man kühlt das Nahrungsmittel auf mindestens 18 Grad minus herunter. Die Stoffe, die zum Verderb führen, werden dadurch in einen Kälteschlaf versetzt.
Trocknen	Man entzieht dem Lebensmittel Wasser auf einen Wert von unter zehn Prozent und macht es dadurch haltbar.

Art des Konservierens	Was geschieht dabei
Pasteurisieren	Lebensmittel werden auf knapp unter 100 Grad C erhitzt. Viele Keime und Bakterien überstehen das nicht. Das Paradebeispiel für Pasteurisieren ist Milch: Pasteurisierte Milch hält deutlich länger als Frischmilch.
Sterilisieren	Das Lebensmittel wird auf über 100 Grad C erhitzt, was fast alle Bakterien abtötet.

Wie lange bleiben Lebensmittel frisch?

Die meisten Lebensmittel kann man nicht für ewige Zeiten aufbewahren – das soll man auch gar nicht: Schließlich sind sie zum Verzehr bestimmt. Frisches Obst fängt manchmal schon nach 48 Stunden zu schimmeln an. Viel schlimmer aber ist – das haben wir Ihnen im vierten Kapitel gezeigt –, daß lebenswichtige Vitamine durch Luft, Licht und Wärme sehr schnell zerstört werden.

Halten Sie sich deshalb an die Angaben bei den »Vitamin-Steckbriefen« im vierten Kapitel: Was licht-, wasser-, hitze- und sauerstoffempfindlich ist, darf unter Umständen nicht allzu lange aufbewahrt werden.

Was man wo wie lange aufheben kann

Lebensmittel im Gefrierschrank	bei – 18 °C wie lange haltbar
Brot	2 Monate
Butter	1/2 Jahr
Käse	4 Monate
Eis	2 Monate
Obst	8 Monate
Gemüse, blanchiert	10 Monate
Hackfleisch	1/4 Jahr
Fleisch	1/4 Jahr
Geflügel	1/2 Jahr
Fisch	1/4 Jahr

Lebensmittel im Kühlschrank	**bei + 2 bis 6 °C wie lange haltbar**
Milch, frisch	2 Tage
H-Milch	4 Tage
Butter	10 Tage
Joghurt	4 Tage
Sahne	4 Tage
Frischkäse	4 Tage
Schnittkäse	6 Tage
Hartkäse	10 Tage
Eier	1/2 Monat
Beerenobst	1 Tag
Steinobst	2 Tage
Blattsalat	1 Tag
Gemüse, roh	2–6 Tage
Gemüse, gegart	2 Tage
Fleisch, roh	2 Tage
Fleisch, gegart	2 Tage
Hackfleisch, roh	1 Tag
Hackfleisch, gegart	2 Tage
Fisch, roh und gegart	1 Tag
Fisch, geräuchert	2 Tage
Wurst, roh	1 Tag
Wurst, hart	4 Tage
Schinken, roh	5 Tage
Schinken, gekocht	2 Tage
Hähnchen, frisch	1 Tag
gegarte Speisen allg.	2 Tage
Kartoffelsalat	1 Tag

Lebensmittel im Vorratsschrank	**dunkel, kühl, luftdicht wie lange haltbar**
Knäckebrot	1 Jahr
Zwieback	1 Jahr
weißes Mehl	1 Jahr
Vollkornmehl	2 Monate
weißer Reis	1 Jahr
Vollkornreis	1/4 Jahr
helle Nudeln	1 Jahr
Vollkornnudeln	1/4 Jahr
Hülsenfrüchte	1 Jahr
Zucker	unbegrenzt
Salz	unbegrenzt
Vollkonserven	2 Jahre
Halbkonserven	2 Monate
Kaffee	1 Jahr
Tee	1 Jahr
Kondensmilch	1 Jahr
Kakaopulver	1/2 Jahr
Schokolade	4 Monate
Nüsse und Mandeln	2 Monate
Speiseöl	3/4 Jahr

Am besten überprüfen Sie Ihre Vorratshaltung regelmäßig, damit Sie
- keine Haltbarkeitsdaten überschreiten;
- aus diesem Grund nichts wegwerfen müssen;
- keine verdorbenen Nahrungsmittel aufheben;
- nicht aus Versehen verdorbene Lebensmittel zubereiten.

Ums Zubereiten geht es im nächsten Kapitel. Auch da gibt es nämlich ein paar Tricks, um möglichst viele Inhaltsstoffe zu bewahren. Damit Sie sich gesund ernähren und nicht alles »totkochen«!

Kapitel 11

So schmeckt's am besten

Eines müssen Sie vorab wissen: Jeder Garprozeß – ganz gleich, ob Sie kochen, dünsten, braten, schmoren oder einfach nur Gemüse zerkleinern – zerstört bestimmte Stoffe im Lebensmittel. Manchmal ist das durchaus sinnvoll: Grüne Bohnen z. B. enthalten Stoffe, die – roh genossen – giftig wirken. Getreide könnten wir roh gar nicht verzehren: Unser Magen ist darauf nicht eingerichtet, unser Körper könnte mit den so wertvollen Inhaltsstoffen gar nichts anfangen.

Nicht einfach reinbeißen!

Mit Genuß einen Apfel aus dem Einkaufskorb nehmen und einfach reinbeißen? Das sollten Sie nicht unbedingt tun, selbst dann nicht, wenn Sie das Obst beim Biobauern gekauft haben. Auch wenn der nicht mit Gift gespritzt haben sollte, ist durch die verschmutzte Umwelt unser Obst so belastet, daß man es zumindest mit Wasser abwaschen sollte. Untersuchungen haben ergeben: Gründliches Waschen entfernt den größten Teil der Schadstoffe, die an der Oberfläche sitzen.

Sie haben im Kapitel 4 gelernt: Viele Vitamine sind wasserlöslich. Deshalb sollten Sie aus lauter Angst vor Umweltgiften auch nicht wie ein Waschbär vorgehen: Was beim Apfel, bei der Birne, bei Kirschen und Beeren durchaus angebracht ist, führt bei z. B. bei Salat dazu, daß viele der lebenswichtigen Vitamine und Mineralstoffe ausgeschwemmt werden.

Die besten Tricks mit Obst und Gemüse

- Salat putzen Sie am besten erst kurz vor dem Essen. Tauchen Sie ihn kurz in kaltes Wasser und »schleudern« Sie ihn dann trocken, so daß möglichst wenig Wasser an den Blättern bleibt. Wenn Sie keine Salatschleuder haben, geben Sie die Blätter auf ein großes, sauberes Küchenhandtuch, nehmen die vier Tuchzipfel zusammen und schütteln Sie sie vorsichtig hin und her.
- Obst und Gemüse sollten immer im ganzen, also unzerkleinert, gewaschen werden. Und natürlich gilt auch hier: immer erst kurz vor der Zubereitung putzen und waschen! Niemals im Wasser liegen lassen! Die Vitamine B und C schwimmen dann nämlich sofort in den Ausguß.
- Geputztes Obst und Gemüse, das Sie wider Erwarten doch nicht aufbrauchen, kommt am besten sofort in den Kühlschrank – und zwar in einem Schälchen, mit Frischhaltefolie verschlossen. Zerkleinert wird es – siehe Punkt 2 – sowieso erst kurz vor dem Servieren.
- Sie geben eine Party? Sie haben keine Zeit, erst kurz vor dem Eintreffen Ihrer Gäste den Salat zuzubereiten? Okay, dann verraten wir Ihnen ein Geheimnis: Vitamin C mag es sauer und kühl. Mischen Sie geputzte Gemüse mit etwas Essig oder Zitronensaft, stellen Sie alles kühl und dunkel. Dann bleibt wenigstens das wichtige Vitamin C besser erhalten.

- Vorbereitete Salate (und auch Gemüse), die Sie nicht gleich aufbrauchen können (oder wollen), heben Sie am besten in Polyäthylenbeuteln im Kühlschrank auf. Dort halten sie sich dreimal so lange wie bei Zimmertemperatur.
- Gemüse braucht in den allermeisten Fällen nur wenig Salz. Denn es enthält viele Mineralstoffe. Deshalb gilt: nur wenig salzen, lieber mit Kräutern würzen.
- Mit wenig Wasser und Fett gegart, schmeckt Gemüse am besten. Und es hat dann auch noch die meisten Inhaltsstoffe. Ebenfalls gut geeignet: das Garen in Folie. Immer nur alles kurz erhitzen, und den Deckel des Topfes gut verschlossen halten: Sonst lösen sich viele Vitamine in Dunst auf.
- Sie haben für mittags ein Gemüsegericht gekocht, aber noch Reste für Ihre Kinder warm gehalten, die erst um 14 Uhr vom Schulbus kommen? Das ist nun wirklich nicht optimal. Sie wissen ja: Gemüse sollte man nicht aufwärmen, denn damit haben Sie es wirklich »totgekocht«. Lieber Speisen zugedeckt kühl stellen, und erst dann wieder kurz vor dem Servieren erwärmen.
- Gemüse gart man am besten in einer kleinen Menge schon kochenden Wassers: Die Ankochphase ist damit verkürzt, die Vitamine bleiben weitestgehend erhalten.

Manche Gemüse und Obstsorten können sich nicht riechen

Obst und Gemüse ist nicht »tot«, wenn es geerntet wird. Sonst hätten wir ja auch nichts davon. Es »lebt« sozusagen noch, bis wir es verzehren. Und man mag es kaum glauben, aber es ist wahr: Manche Lebensmittel vertragen sich nicht. Bewahrt man sie gemeinsam auf, beeinflussen sie sich leider nicht positiv: Äpfel, Tomaten und Paprika bilden Äthylen, ein Gas, das andere Gemüse schneller »altern« läßt. Auch ihr Geschmack kann geschädigt werden. Deshalb:
- Tomaten nicht neben Gurken lagern.
- Paprika mag keinen Grünkohl.
- Äpfel »verderben« Kartoffeln.
- Äpfel und Tomaten machen Möhren bitter.

- Äpfel und Tomaten lassen Kohl welk werden.
- Dasselbe gilt für Kopfsalat, Dill und Petersilie: Ihre Blätter vergilben und faulen neben Äpfeln und Tomaten schneller.

Gesund garen – wie geht das?

Der oberste Grundsatz zum Garen aller Lebensmittel heißt: So lange wie nötig, so kurz wie nur möglich! Das gilt selbstverständlich nicht nur fürs Gemüse. Ebenfalls wichtig ist gutes Kochgeschirr. Und das sieht wie aus?
- Schwere, plan (ganz eben) aufliegende Topf- und Pfannenböden leiten die Hitze schnell weiter. Dadurch werden lange Ankochphasen verkürzt oder sogar ganz verhindert.
- Sandwichböden sind heute bei guten Herstellern selbstverständlich. In ihnen liegen mehrere Schichten gut leitenden Metalls – wie bei einem Sandwich – übereinander.
- Unerläßlich: ein gut schließender Deckel. Damit wird der Dampf im Topf gehalten (und wir haben ja schon gesehen: So manches Vitamin macht sich gerne per Dampf auf die Reise ohne Wiederkehr!). Außerdem kann bei schließenden Deckeln keine Feuchtigkeit entweichen – Sie müssen dem Kochgut weniger Flüssigkeit zugeben. Dritter Vorteil: Es kann nur wenig (vitaminzerstörender) Sauerstoff ins Topfinnere gelangen.

Welche Garmethoden kennen wir?

Es gibt viele unterschiedliche Methoden, Speisen zu garen. Nicht alle sind für alles geeignet. In unserer Tabelle stellen wir Ihnen die wichtigsten vor:

Garmethode	Wie es geht	Vorteile
Blanchieren	Rohe Zutaten werden kurz (ein paar Sekunden oder Minuten) in reichlich sprudelndes, kochendes Wasser und danach sofort in eiskaltes Wasser getaucht.	Vor allem Gemüse bereitet man so aufs Tiefgefrieren vor. Enzyme und Vitamine bleiben weitgehend erhalten.

Garmethode	Wie es geht	Vorteile
Braten	Garen von Zutaten mit Fett in einer Pfanne oder im Backofen. Man brät bei starker Hitze (200 °C) an, dann bei niedrigerer Temperatur weiter. Wichtig: das richtige Fett. Es muß sehr heiß werden.	Durch scharfes Anbraten gerinnt das Eiweiß an der Oberfläche; die Poren schließen sich, der Fleischsaft bleibt erhalten.
Dämpfen	Alles wird über Wasserdampf gegart; man verwendet dazu einen speziellen Siebeinsatz (oder legt einen Teller umgekehrt in den Topf).	Sehr schonend, da kein direkter Hitzekontakt besteht. Es ist kein Fett nötig (nur eventuell ein Stückchen Butter als Geschmacksträger).
Druckgaren	Im Dampfdrucktopf entstehen Temperaturen bis zu 120 °C.	Sehr schnelle Zubereitungsart. Manche Vitamine bleiben deshalb erhalten.
Dünsten	Garen im eigenen Saft. Dünsten kann man auch in Alufolie ohne Topf oder im Bratschlauch.	Sehr schonend, da kaum Fett oder Wasser zugegeben wird.
Grillen	Alles wird durch direkte Hitzeeinstrahlung gegart. Kann man im Herd oder auf einem Grill im freien. Nie Gepökeltes oder Geräuchertes grillen!	Wenn es heiß genug ist, werden die Poren des Grillgutes schnell geschlossen. Vorsicht bei Holzkohlengrills: Durch abtropfendes Fett auf die Holzkohle entstehen krebserregende Dämpfe.
Kochen	Meistgebrauchte Garmethode, aber nicht die beste. Alle Zutaten kommen in kochendes Wasser und werden so gegart.	Nur so kurz wie möglich anwenden. Kochwasser von Gemüse sollte man weiterverwenden (Suppen, Saucen).

Garmethode	Wie es geht	Vorteile
Mikrowelle	Hitze entsteht im Innern des Gargutes, wird nicht von außen zugeführt.	Sehr gesund, da kein Fett zugegeben wird. Alles gart im eigenen Saft.
Schmoren	Ein Zusammenspiel von Braten, Kochen und Dämpfen. Alles wird erst scharf angebraten, dann kommt wenig Wasser hinzu, und es wird mit Hitze fertiggegart.	Mit richtigem Kochgeschirr eine gute Methode: unten liegende Zutaten kochen in Flüssigkeit, oben liegende im Dampf.
Rührbraten	In Asien im Wok; Zutaten werden klein geschnitten und dann unter Rühren in einer großen Pfanne (oder im Wok) gegart.	Sehr schonend, alles behält »Biß«, Geschmack und die meisten Inhaltsstoffe.
Garen im Tontopf	Im »Römertopf« (der vorher gewässert werden muß) werden alle Zutaten so vorbereitet, daß sie etwa die gleiche Zubereitungszeit haben. Der Topf bleibt während des gesamten Garvorgangs zu.	Sehr schonend, so daß keine Inhaltsstoffe entweichen; kaum Fett- und Wasserzugabe.

Sie werden sehen: Ihnen wird es einen Riesenspaß machen, herauszufinden, was man in der Küche alles so »anstellen« kann. Essen ist ja nicht nur Nahrungszufuhr. Unsere Nachbarn in Frankreich und Italien wissen es schon seit jeher: Essen ist Genuß, Essen ist Spaß am Leben. Um so besser, wenn Sie so zu essen lernen, daß Sie ohne Reue genießen und vor allem ohne sich nach und nach einen Speckvorrat auf den Hüften zuzulegen.

Die besten Tricks für die »schlanke Küche« verraten wir Ihnen im folgenden Kapitel.

Kapitel 12

Kochtricks für die schlanke Küche

Stürzen Sie sich doch einfach mal hinein ins Kochvergnügen! Mit all dem, was Sie jetzt über eine ausgewogene Ernährung wissen, kann eigentlich gar nichts mehr schiefgehen:
- Sie essen, was Ihnen Spaß macht.
- Sie »hungern« nicht.
- Sie kasteien sich nicht.
- Aber Sie nehmen trotzdem ab.
- Weil Sie bewußt einkaufen und zubereiten.

Die Zubereitung: Das ist natürlich – neben der Auswahl der Lebensmittel – das wichtigste, wenn Sie auf gesunde Weise schlank werden und bleiben möchten. Wenn Sie ein paar Kilos verlieren wollen, sollten Sie sich vor allem an die Garmethoden halten, bei denen man kaum Fett und nur wenig Wasser verwendet. Auch Kochsalz sollten Sie nur sparsam einsetzen. Haben Sie keine Bedenken, daß Ihre Speisen deshalb nun »langweilig« schmecken. Erstens haben fast alle Nahrungsmittel einen tollen Eigengeschmack, der durch schonendes Garen ganz besonders zur Geltung kommt; und zweitens gibt es Kräuter, mit denen Sie würzen können.

Welches Gewürz zu welcher Speise

Wir zeigen Ihnen, welche Küchen- und Gewürzkräuter zu welchen Speisen ganz hervorragend schmecken:
- Bärlauch für Salate, Suppen, Teigwarenfüllungen, Saucen;
- Basilikum für Tomatengerichte, Saucen (z. B. das berühmte »Pesto« der Italiener!), Geflügel, Fleisch, Fisch, Gemüse, Pizza, Teigwaren;
- Bohnenkraut natürlich für alle Bohnengerichte und Eintöpfe;
- Borretsch für Salate, Gurkengerichte, Kräuterbutter, Saucen;
- Brennessel für Suppen, Salate, Saucen, Gemüse, Füllungen und Teigwaren (schmeckt toll, wenn man Brennessel wie Spinat verwendet!);
- Estragon für Geflügel, Kalbfleisch, Fisch, Lamm, Kräutersaucen;
- Kerbel für Saucen, Suppen, Salate, Eierspeisen, Fisch und Geflügel;
- Kresse für Salate, Saucen und Suppen;
- Majoran für Hackfleischgerichte, Schweinefleisch, Hülsenfrüchte und Kartoffelgerichte;
- Oregano für Pizza, Schmortomaten, Auberginen und Zucchini;
- Petersilie für Saucen, Suppen, Getreidegerichte, Salate, Gemüse, Fleisch und vieles andere;
- Rosmarin für würzige Lamm-, Rind- und Wildgerichte;
- Salbei für Geflügel, Kalbfleisch, Schweinefleisch und Mais;
- Sauerampfer für Suppen, Salate, Saucen;
- Schnittlauch für Saucen, Suppen, Getreidegerichte, Salate und Gemüse;
- Thymian für Suppen, Eintöpfe, Schmorgerichte;
- Zitronenmelisse für Blattsalate, Kräutersaucen, Süßspeisen und Fischsaucen.

All diese Kräuter- und Gewürzpflanzen kann man ohne Probleme auf der Fensterbank ziehen. Das macht erstens Spaß und ist zweitens eine echte Vitaminquelle...

Wie Sie die Zutaten in den Griff bekommen

Jede gute Köchin (und jeder gute Koch) ist stolz darauf, daß das tollste Essen gelingt, ohne daß man dauernd die Zutaten auswiegen muß. Wer Kocherfahrung hat, kocht meist »aus dem Handgelenk«: Man weiß, welche Mengen man braucht, damit es gut schmeckt. Diese legere Handhabung sollten Sie sich allerdings in der Zeit, in der Sie besonders auf Ihre Linie achten, ein bißchen abgewöhnen: Der kleine Klecks Butter entpuppt sich bei genauem Nachwiegen nämlich dann als gute 40 Gramm, der »Schuß« Öl in die Pfanne beträgt beim Nachmessen mehr als drei Eßlöffel. So wäre es richtig:

Nahrungsmittel	**gestrichener Eßlöffel**	**gehäufter Eßlöffel**	**gestrichener Teelöffel**
Öl, zerlassenes Fett	10 g	—	4 g
Zucker	15 g	20–25 g	5 g
Puderzucker	10 g	20 g	4 g
Salz	15 g	—	5 g
Mehl	10 g	20 g	4 g
Speisestärke	10 g	15–20 g	3 g
Semmelbrösel	10 g	20 g	5 g
Grieß, Reis, Graupen	15 g	20 g	—
Haferflocken	10 g	15 g	—
Käse gerieben	10 g	15 g	—
Backpulver	—	—	4 g

Vergessen Sie das Augenmaß...

Augenmaß haben Sie als erfahrene Hausfrau, die tagaus tagein für die Familie kocht, ganz bestimmt. Trotzdem sollten Sie sich wieder einmal bewußt machen, welche Mengen man normalerweise für eine vierköpfige Familie rechnet. Nicht zuletzt kommt nämlich die Mehrzahl der Pfunde auf den Hüften auch davon, daß man es sich angewöhnt hat, immer ein wenig zuviel zu kochen. Und als »guter Esser« und als braves Kind darf natürlich keinerlei Restchen übrigbleiben...

Die Grundmengen pro Mahlzeit für vier Personen sehen so aus:

- Suppe als Vorspeise — 1 Liter
- Suppe als Hauptgericht — 2 Liter
- Fleisch mit Knochen — 800 g
- Fleisch ohne Knochen — 600 g
- Hackfleisch — 375 bis 500 g
- Geflügel mit Knochen — 100 bis 1600 g

– Geflügel ohne Knochen	500 bis 600 g
– Fisch mit Gräten	1000 bis 1500 g
– Fischfilet	800 g
– Fisch als Vorspeise	400 bis 600 g
– Soße als Beilage	1/2 Liter
– Soße für ein Soßengericht	3/4 bis 1 Liter
– Bratensoße	1/4 Liter
– Gemüse als Beilage	750 bis 1000 g
– Gemüse als Vorspeise	400 bis 500 g
– Gemüse tiefgefroren oder als Beilage	600 bis 750 g
– Kartoffeln als Beilage	750 g
– Kartoffeln als Hauptgericht	1000 g
– Reis als Hauptgericht	300 bis 400 g
– Reis als Beilage	250 bis 300 g
– Reis als Suppeneinlage	60 bis 80 g
– Teigwaren – Hauptgericht	300 bis 400 g
– Teigwaren – Beilage	250 bis 300 g
– Teigwaren – Suppeneinlage	60 bis 100 g
– Süßspeisen als Dessert	1/2 Liter
– Früchte als Dessert	500 g
– Käse als Dessert	250 g
– Getränke	1 Liter

Der »leichte« Soßentrick

Apropos Soße: Sie werden doch zum Binden Ihrer köstlichen Soßen nicht etwa Mehl oder »künstliche« Dickungsmittel verwenden? Es gibt einen ganz tollen Trick, mit dem Sie eine leckere, leichte Soße herstellen können: kochen oder braten Sie Gemüse mit. In diesem Fall ausnahmsweise nicht, weil da so viele Vitamine darin sind, sondern deshalb, weil man das geschmorte Gemüse zusammen mit dem Bratensud pürieren kann. So wird Ihre Soße sämig und schmeckt besonders fein. Auch bei Cremesuppen können Sie auf diese Weise Fett (in Form von Crème fraîche, Sahne oder Eigelb) oder Mehl einsparen...

… wiegen Sie lieber nach!

Und nehmen Sie dazu mal wieder die gute alte (oder schicke moderne) Küchenwaage her. Sie werden staunen:
- etwa 500 Gramm: 4 bis 5 mittelgroße Kartoffeln oder Äpfel;
- etwa 150 bis 160 Gramm: 1/4 Liter Mehl;
- etwa 200 Gramm: 1/4 Liter Grieß;
- etwa 150 Gramm: eine Tasse Reis;
- 1/8 Liter Flüssigkeit: das sind 8 Eßlöffel oder knapp 1 Tasse voll;
- 3 Teelöffel Flüssigkeit entsprechen einem Eßlöffel.

Dabei bleiben Vitamine erhalten

Drei Tricks wollen wir Ihnen noch verraten, wie Sie besonders vitaminschonend garen können:
1. Probieren Sie's mal mit Pergamentpapier: Zartes Geflügel, Fisch, aber auch Gemüse schmecken toll, wenn man sie in Pergamentpapier zu einem Päckchen verpackt und dann auf dem Backblech im Backofen bei 200 Grad etwa 25 Minuten gart. Der Vorteil dieser Methode: Eigengeschmack, Vitamine und Farbe bleiben sehr gut erhalten.
2. Gedünstet schmeckt Gemüse besonders fein: Klein schneiden, kurz in Butter schwenken, dann im eigenen Saft bzw. in wenig Wasser im geschlossenen Topf kurz garen. Das Gemüse soll noch »Biß« haben und darf nicht zu weich sein. Würzen nur mit Kräutern.
3. Fett sparen mit antihaftversiegelten Pfannen: Nur des Geschmacks wegen kommt ein Mini-Stückchen Butter oder Fett dazu. Ein paar Tropfen genügen, sie werden mit einem Pinsel oder Küchenpapier in der Pfanne verteilt. Damit kann man übrigens nicht nur Gemüse garen, sondern natürlich auch Fleisch. Bei Fleisch sollten Sie darauf achten, den Fettrand erst nach dem Braten wegzuschneiden: So bleibt es saftiger!

Na, haben wir Ihnen so richtig Appetit gemacht? Dann mal ran an den Herd. Nicht nur, weil Essen lebensnotwendig ist, sondern auch, weil es manchmal der Gesundheit richtig gut tut. Wieso? Das erfahren Sie im nächsten Kapitel.

Kapitel 13

In einem gesunden Körper …

Das Motto von Ludwig Feuerbach »Der Mensch ist, was er ißt« hat schon seine Richtigkeit. Wenn Sie sich gesund und ausgewogen ernähren, können Sie sicher sein, daß Ihnen so manches Zipperlein erspart bleibt. Auf jeden Fall kommen Sie um viele der »Zivilisationskrankheiten« herum, die bei uns leider gang und gäbe sind. Das wären

- Übergewicht (das ist – auch wenn Sie es gar nicht gerne hören – in vielen Fällen wirklich eine Krankheit),
- hoher Blutdruck,
- hohe Cholesterinwerte,
- erhöhtes Gichtrisiko,
- erhöhtes Risiko von Nierenleiden,
- Diabetes,
- erhöhtes Risiko für Herzinfarkt und Schlaganfall,
- Anfälligkeit für Gallensteine,
- Verstopfung,
- ernährungsbedingte Krebsarten (wie etwa Dickdarmkrebs),
- Neurodermitis und
- viele Allergien.

Diese Liste sollten Sie sich immer wieder vor Augen halten, wenn Sie darüber nachdenken, wie falsch Sie sich bis heute ernährt haben.

Schließlich haben Sie sich dieses Buch ja wohl nicht gekauft, weil Sie rank und schlank und kerngesund sind: Sicher zeigt Ihre Waage einige Kilos zuviel an. Und ebenso sicher ist: Sie fühlen sich nicht rundherum wohl – sonst wollten Sie wahrscheinlich nicht abnehmen. Denn warum sollten Sie an Ihrem Gewicht etwas ändern, wenn es Ihnen gut geht, wenn Sie sich toll fühlen (dazu müssen Sie natürlich ganz ehrlich zu sich sein!) ?!

Sie haben beschlossen, abzunehmen. Sie wollen nicht nur schlank werden – oh nein! Sie wollen **gesund** schlank werden und auch bleiben.
Wie das am besten geht, haben Sie in den vorhergehenden Kapiteln erfahren. Nun wollen wir Ihnen noch ein paar Geheimnisse verraten. Nämlich die, wie Sie Ihrem Körper etwas ganz besonders Gutes tun und ihn so richtig auf Vordermann bringen!

Der Geheimtip für gesunde Kost: die grüne Apotheke

Das hat nichts mit Politik zu tun, sondern so nennen wir die Küchenkräuter und Gewürze. Sie verleihen unserem Essen nicht nur Geschmack; sie sorgen auch – sozusagen durch die Hintertür – dafür, daß wir gesund bleiben (oder werden). Die »Küchenmedizin« und »Klostermedizin« ist eine sehr alte Wissenschaft. Wissenschaftler meinen, daß schon der Urmensch mit Kräutern hantiert hat. Die weisen Frauen im Mittelalter wurden wegen ihrer Kenntnisse auf diesem Gebiet als Hexen verbrannt.

Küchenkräuter kauft man heute meist getrocknet im Supermarkt. Sie sollten – wenn Sie auch nur ein bißchen Spaß am Gärtnern haben – Ihre eigenen Kräuter auf der Fensterbank, auf dem Balkon oder im Garten ziehen. Das ist wirklich keine Kunst. Sie haben dann immer frischen Nachschub zum Kochen oder wenn Sie selbst oder ein Familienmitglied Beschwerden hat. Denn Gewürze und Kräuter helfen gegen vieles:
- Sie sind appetitanregend.
- Sie machen manches bekömmlicher.
- Sie regen die Verdauung an.
- Sie unterstützen den Kreislauf.
- Sie wirken gegen zu hohen Blutdruck.
- Sie beugen Arteriosklerose vor.
- Sie erleichtern die Atmung.
- Sie lindern (durch Einreiben) rheumatische und neuralgische Schmerzen.
- Sie beruhigen, entspannen oder regen an.
- Sie pflegen unseren Körper.

Wer mit Kräutern kocht, kann Salz sparen. Denn sie unterstützen den Eigengeschmack der Speisen, ohne ihn gravierend zu verändern.
- Sie sollten – wenn möglich – immer frische Kräuter verwenden, am besten eben aus »eigener Zucht«. Besser als getrocknete Kräuter sind auf jeden Fall solche aus der Tiefkühltruhe.
- Frische Kräuter halten sich im Kühlschrank zwei bis drei Tage. Dazu einfach waschen, trockenschütteln und die Blättchen locker in einen Frischhaltebeutel geben. Gut verschließen und dann ins Gemüsefach legen.

- Wenn Sie selbst einfrieren, nehmen Sie gehackte Kräuter, füllen diese in den Eiswürfelbehälter, geben etwas kaltes Wasser oder kalte Brühe hinzu und frieren dann ein. So haben Sie immer passende Portionen parat.
- Kräuter werden stets mit einem scharfen Messer zerkleinert und sofort zu den Speisen gegeben. Meist kocht man sie nicht mit, denn sie enthalten viel Vitamin C – und das ist bekanntlich hitzeempfindlich. Auch die ätherischen Öle, die in Gewürzkräutern enthalten sind, verfliegen beim Kochen.

Die folgende Tabelle zeigt Ihnen, welche Kräuter wofür gut sind:

Name des Krauts	**schmeckt gut zu**	**wirkt**	**Extratip**
Basilikum	Tomaten mit Mozzarella, Pesto, Tomatensaucen, Fisch, Geflügel, Nudelgerichte	appetitanregend, magenberuhigend, fördert Verdauung und Stoffwechsel	empfindlich! Blättchen erst kurz vor Gebrauch zupfen. Nicht mitkochen, nur erwärmen!
Bohnenkraut	alle Bohnen- und Erbsengerichte, Hammel, Schwein, Bratkartoffeln	bei Magen- und Darmverstimmung; verdauungsfördernd	1 EL Kraut auf 1/4 l heißes Wasser, ziehen lassen, auf Kompressen träufeln: wirkt gegen unreine Haut
Borretsch	Gurkengerichte, Fisch- und Eierspeisen	antidepressiv; blutreinigend, gut für den Stoffwechsel	nicht mitkochen, nur kurz erwärmen; kann in Essig oder Öl eingelegt werden
Kresse	gehackt auf Butterbrot; für Salate	stärkt den Magen, regt Galle, Nieren und Leber an; gegen Blutarmut und Arteriosklerose	frischer Saft soll gegen Pickel helfen. Gegen Altersflecken: Saft mit Honig mischen, auftragen, 1 Stunde einwirken lassen
Dill	Fischgerichte, Rohkost, Gurkensalat	gegen Blähungen und Schlafstörungen, gutes Nervenmittel	nie mitkochen! Roh gekaut hilft Dill gegen Knoblauchatem
Estragon	Sauce Bearnaise; Geflügel, Fisch	appetitanregend, magenberuhigend, entkrampfend, entwässernd	immer frisch verwenden, welkt schnell. Stiele mitkochen, Blätter nur kurz erwärmen

Name des Krauts	schmeckt gut zu	wirkt	Extratip
Kerbel	Suppen, Kohlrabi, Möhren, Sahnesaucen, Salate	blutbildend, blutreinigend, stoffwechselfördernd, entwässernd	welkt schnell, rasch verwenden; nicht mitkochen, verliert sonst das Aroma!
Majoran	Bohneneintopf, Kartoffelgerichte, Wild, Pilze, Leber	appetitanregend, beruhigend, kurbelt den Fettabbau an, macht Fettes leichter verdaulich	darf mitkochen. Vorsicht: sehr intensiv! Gut einzufrieren und zu trocknen
Petersilie	Allroundgewürz	entwässernd	galt als magische Pflanze; soll ein Liebeskraut sein
Pfefferminze	Lammbraten; für Mintsaucen; verfeinert Drinks, Bowlen, Desserts	erfrischend-kühlend, magenberuhigend, lindert Kopfweh	mit 1 Prise Zucker noch aromatischer, kann man mitkochen. Vorsicht: sehr intensiv!
Pimpinelle	toll für Salate	bei Erkältungen; regt Galle, Leber und Nieren an	entfaltet das Aroma besonders gut in Weinessig, deshalb darin ziehen lassen!
Rosmarin	Lammkeule, Geflügel, Wild, Tomatensaucen, geröstete Kartoffeln	beruhigend, lindert Kopfweh, stärkt Herz und Kreislauf und die Nerven	kann mitgekocht, -gebraten und -gegrillt werden
Salbei	Leber mit Äpfeln, Geflügel, Fisch, Kaninchen	entzündungshemmend, verdauungsfördernd, magenberuhigend	Aroma entfaltet sich in Fett oder beim Mitkochen. Wenig verwenden – wird bitter!
Schnittlauch	Salate, Suppen, Fischgerichte, Quark, Eier- und Pilzgerichte	harntreibend, fördert die Verdauung	nicht mitkochen, nur erwärmen. Nicht tiefgefrieren – besser immer frisch von der Fensterbank
Thymian	Gänsebraten, Ratatouille, Schweinebraten, Kartoffelgerichte, Lamm, Pilze, Leber	beruhigend, entwässernd, fiebersenkend, macht Fettes bekömmlicher. Fördert die Verdauung!	mitkochen und mitschmoren. Vorsicht beim Würzen – sehr intensiv! Läßt sich gut trocknen

Name des Krauts	schmeckt gut zu	wirkt	Extratip
Zitronen-melisse	Zanderfilet mit Zitronensauce; fruchtige Kaltschalen, Desserts, Salatdressings, Geflügel und Drinks	belebend, entspannend, appetitanregend, magenberuhigend	nur frisch verwenden! Nicht zu fein schneiden, Aroma verfliegt schnell. Nicht mitkochen!

Hätten Sie sich gedacht, daß schon in der Küche gegen fast jedes Zipperlein ein Kraut gewachsen ist? Jetzt sind Sie wirklich gegen alles gewappnet.

Was Forscher und Mediziner herausgefunden haben

Wissenschaftler sind seit Jahren dabei herauszufinden, welche gesundheitlichen Auswirkungen unsere Ernährung hat – ganz gleich, ob ausgewogen oder einseitig. Natürlich ist klar: Ausgewogene Ernährung ist gesund. Sie ist sogar lebensverlängernd, weil mit richtiger Ernährung viele Mangelerscheinungen und ihre Folgen (siehe oben!) – die sog. Zivilisationskrankheiten – verhindert werden.

So manches Nahrungsmittel, so mancher kleine Trick bei seiner Zubereitung schafft aber sogar noch mehr: bestimmte Krankheiten zu verhindern. Das zeigen zahlreiche Studien in der ganzen Welt.

Die besten Tips zum Fit-Leben

- Täglich einmal eine Zwiebel essen soll die Gefahr von Magenkrebs um 40 Prozent verringern. Das haben Wissenschaftler am National Cancer Institute in New York herausgefunden.
- Wer häufig Soja ißt, bekommt weniger Arteriosklerose und Herzinfarkt. Soja-Eiweiß senkt nämlich – das zeigen Studien in den Vereinigten Staaten – das herzschädliche LDL-Cholesterin um bis zu 24 Prozent. Sojaprodukte bekommen Sie übrigens in allen Reformhäusern und Drogerien.

- Einmal die Woche sollte Fisch auf dem Speiseplan stehen. Auch damit ist nämlich das Risiko eines Herzinfarkts um immerhin ein Viertel vermindert. Fisch steht auch in der Gruppe der Fitmacher: Seine Omega-3-Fettsäuren schützen Herz und Blutgefäße.
- Milch stärkt die Knochen – wegen ihres hohen Kalziumgehaltes. Das ist bekannt. Neuere Untersuchungen aber beweisen sogar: Milch enthält bestimmte Proteine, die das Immunsystem ankurbeln. Schon bei einem halben bis einen Liter Milch pro Tag wird die Abwehrkraft gegen Krebs deutlich gesteigert.
- Grüner Tee ist für Herz und Leber ideal. Japanische Forscher haben sogar herausgefunden, daß Tee auch das Risiko von Leberzirrhosen und Herzinfarkt deutlich senkt. Das bewirken die Flavonoide, die im Tee enthalten sind und die Herz- und Leberfunktion deutlich stärken.
- Hohe Gaben an Vitamin B schützen vor Gefäßverschleiß und somit ebenfalls vor frühzeitigem Herzinfarkt. Die Vitamine B_6, B_{12} und Folsäure senken einen zu hohen Blutspiegel. Essen Sie täglich Getreideprodukte, viel grünes Blattgemüse, hin und wieder ein Ei und vor allem Milchprodukte.
- Daß Aspirin dem Herzinfarkt vorbeugt, ist unumstritten. Neu ist aber eine Studie, die beweist, daß bei regelmäßiger Aspirin-Einnahme ein herzgeschädigter Patient schneller gesund und fit wird.
- Rauchen ist Gift für den Körper – das ist nun wirklich allgemein bekannt. Nikotin erhöht das Schlaganfall-Risiko um 400 Prozent. Eine britische Studie beweist: Wer mit dem Rauchen aufhört, senkt dieses Risiko innerhalb kürzester Zeit auf das Niveau von Nichtrauchern.
- Japanische Forscher haben herausgefunden, daß regelmäßiger Besuch einer Sauna jede Diät optimal unterstützt. Der Stoffwechsel wird in der Sauna nämlich angeregt, Körperfette vermehrt verbrannt – und das läßt die Pfunde schmelzen.
- Ohne Übergewicht – und hier halten Sie sich bitte an die Tabellen des BMI im ersten Kapitel dieses Buches – steigt die Lebenserwartung um sagenhafte 15 Jahre. Das zeigen zumindest die Medizinstatistiken der letzten Jahrzehnte.
- Essen Sie immer nur kleine Fleischgerichte, dazu große Gemüse- und Salatportionen. Alles sichtbare Fett und die Haut von Geflügel schneiden Sie bitte ab: nicht wegen der schlanken Linie, sondern weil sich darin besonders konzentriert die Umweltgifte ablagern.

- Eiweiß ist auch in magerem Fisch, Getreide, Hülsenfrüchten und natürlich in der kalziumreichen Milch und ihren Produkten enthalten. Dies sollten Sie – so empfehlen viele Wissenschaftler – als Magerprodukte zu sich nehmen.
- Rohkost macht munter und mobilisiert Ihre Abwehrkräfte! Noch besser, wenn Sie Salate mit frischem Zitronensaft anmachen. Vitamin C ist ein echter Kämpfer gegen krebsgefährdende Stoffe wie z. B. Nitrate. Deshalb auch keinen Salat und kein Gemüse aus dem Treibhaus kaufen. Dort wird nämlich mit Nitraten gedüngt.
- Mehrmals am Tag eine kleine Portion Obst – auch im Büro, in der Schule, in der Uni, zu Hause. Das bringt die nötigen Vitamine und Mineralstoffe, und zwar im Handumdrehen. Eine kleine Portion – das ist ein Apfel oder eine Orange oder zwei Mandarinen oder 1/2 Banane oder ein paar Erdbeeren.
- Wissenschaftler am Institut zur Erforschung von Umwelt und Gesundheit in Berkeley (USA) fanden heraus, daß täglich reichlich Obst und Gemüse das Krebsrisiko um mindestens 50 Prozent senken. Reichlich – das bedeutet: Täglich zwei Portionen Früchte und drei Portionen Gemüse oder Salat. Das ist so viel wie morgens und abends einen Apfel oder eine Orange, mittags außer gekochtem Gemüse noch eine Banane oder eine Portion Salat (vor allem Möhren, Paprika, Zwiebeln und Sellerie!) sowie zwischendurch eine Birne und abends wieder Obst oder Salat.
- Eine Studie der Weltgesundheitsorganisation (WHO) ergab, daß Vitamin E vielen Herz-Kreislauf-Erkrankungen sowie Rheuma und Grauem Star vorbeugen kann. Ideal: Schon ein Eßlöffel Weizenkeimöl, mit dem Sie Ihren Salat anmachen, enthält den Tagesbedarf an Vitamin E.
- Japanische Forscher entdeckten, daß eine bestimmte Substanz im Knoblauchöl Blutgerinnsel (Thrombosen) im menschlichen Blutkreislauf verhindert. Ein Tausendstel Gramm im gesamten menschlichen Gefäßsystem reicht bereits aus. Ideal wären vier bis sechs Knoblauchzehen pro Tag.
- Russische Ernährungsforscher fanden heraus, daß Kefir die Abwehrkräfte stärkt. Die in Sauermilchprodukten wie Kefir enthaltenen Lactobazillen bekämpfen fäulnis- und krankheitserregende Keime im Darm.
- Alkohol sollte man immer nur in Maßen zu sich nehmen – und harte Drinks lassen Sie am besten ganz weg. Allerdings ist Alkohol nicht so schlecht wie sein Ruf: In Maßen genossen, kann er sogar gesund sein.

Französische Wissenschaftler entdeckten, daß bestimmte Inhaltsstoffe des Weins (die Polyphenole) den Kreislauf aktivieren. Diese Stoffe sind allerdings auch in Trauben und somit im Traubensaft enthalten. Man kann die gesundheitsfördernde Wirkung also auch alkoholfrei erzielen. Übrigens: Die tägliche Alkoholmenge sollte bei Frauen 30, bei Männern 60 Gramm nicht überschreiten. Ein Glas deutscher Weißwein - ein Schoppen von 0,2 Litern - enthält übrigens genau 16 Gramm Alkohol...

Kapitel 14

Endlich geschafft – schlank und gesund!

Na, wie sieht's aus? Haben Sie es geschafft? Purzeln die ersten Pfunde schon? Dann nur weiter so! Mit jedem Tag werden Sie sicherer:

– Bald wissen Sie ohne Nachschlagen, welche Nahrungsmittel Ihnen gut tun.
– Probieren Sie aus, was Ihnen und Ihrer Familie besonders schmeckt.
– Experimentieren Sie ein bißchen herum: Erfinden Sie neue Rezepte, neue Gerichte, neue Zusammenstellungen!
– Haben Sie wieder Spaß am Essen und am Genießen, ohne ängstlich nach der Kalorientabelle zu schielen.
– Und nehmen Sie trotzdem weiter ab – ohne Mühe! Nur weil Sie sich richtig und ausgewogen ernähren.

Zweimal elf Tricks sollen Ihnen zum guten Schluß nochmals weiterhelfen. Die ersten stammen von der Deutschen Gesellschaft für Ernährung (DGE). Die hat ein paar Regeln aufgestellt, die alles kurz und bündig zusammenfassen, was Sie in diesem Buch ausführlich erklärt fanden.

Die 11 goldenen Gesetze der Ernährungspäpste

1. Vielseitig essen, aber nicht zuviel in sich hineinstopfen. Alles in Maßen genießen! Dann können Sie wirklich auch mal eine »süße Sünde« in Form einer Praline begehen...
2. Weniger Fett und fettreiche Lebensmittel essen, dafür mehr Produkte mit niedrigem Fettgehalt (oder fettreduzierte) Speisen. Achten Sie besonders auf versteckte Fette!
3. Würzig essen, aber nicht salzig! Mehr als fünf Gramm Salz am Tag – und dies am besten auch noch jodiert – sollten nicht sein! Alle Lebensmittel haben Eigengeschmack und eigenes Aroma. Das kommt mit Kräutern besser zur Geltung als mit Salz.
4. Wenig Süßes essen – statt dessen lieber Obst oder Trockenfrüchte! Wer viel Zuckerhaltiges ißt, nimmt nur leere Kalorien zu sich, die dem Körper überhaupt nichts nützen, ihn nur belasten.
5. Mehr Vollkornprodukte – keine Nahrungsmittel aus Weißmehl. Naturreis, Vollkornbrot, Müsli haben ein Vielfaches an wertvollen Inhaltsstoffen.
6. Viel Gemüse und Obst muß sein. Denn da sind Vitamine, Mineral- und Ballaststoffe drin. Obst und Gemüse am besten als Rohkost zu sich nehmen!
7. Täglich Milch und Milchprodukte – auch das ist ein »Muß«! Denn sie enthalten Kalzium, Eiweiß und B-Vitamine.
8. Fleisch, Fisch und Eier sollten nicht täglich sein. Ein- bis zweimal pro Woche reicht völlig aus – und ist auch viel gesünder! Das nötige Eiweiß können Sie sich anders besorgen – z. B. über Hülsenfrüchte.
9. Viel trinken! Zwischen zwei und drei Litern am Tag sind dann normal, wenn Sie abnehmen wollen. Sonst reichen eineinhalb Liter pro Tag aus. Am besten Wasser, Kräuter- oder Früchtetee, verdünnte Obst- und Gemüsesäfte. Absolutes Gift: Limonaden und colahaltige Getränke, gesüßte Säfte oder – wenn es heiß ist – fertige Tees. Die enthalten viel zu viel weißen Zucker!
10. Alle Nahrungsmittel schonend behandeln. Das heißt: nicht zu lange lagern, nicht falsch zubereiten, nicht zu lange kochen. Sonst werden wichtige Nährstoffe ganz und teilweise zerstört. Wichtig also: niedrige Temperaturen und kurze Kochdauer! Wenig Wasser und wenig Fett verwenden!

11. Achten Sie beim Einkaufen darauf, daß Sie unbelastete und nur gering belastete Lebensmittel kaufen. Gewöhnen Sie sich an, auf dem Markt zu kaufen und nicht im Supermarkt – ausgenommen der hat eine echte Frischeabteilung.

Der Ernährungskreis macht Auswahl und Einkauf leicht!

Sie meinen, Sie haben Probleme, die richtigen »Zutaten« für eine gesunde und ausgewogene Ernährung auszuwählen? Dann werfen Sie mal einen Blick auf unseren »Ernährungskreis«. Er zeigt Ihnen alle Lebensmittel in sieben Gruppen auf und macht es Ihnen so leichter, auf einen Blick zu erkennen, wovon Sie wenig und viel essen sollten. Den Kreis können Sie gut als Checkliste für jeden Tag verwenden:

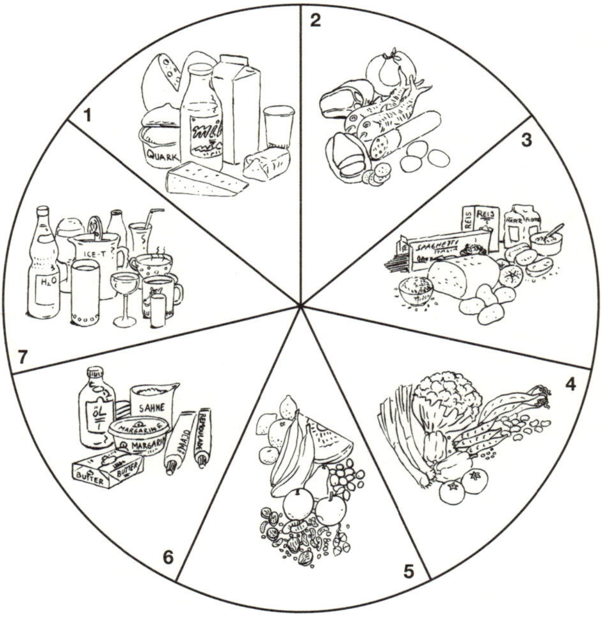

Die einzelnen Abschnitte des Ernährungskreises sind so geordnet:
1 Milch und Milchprodukte
2 Fleisch, Wurst, Innereien, Fisch und Eier
3 Brot, Kartoffeln, Reis, Nudeln, Haferflocken und andere Getreideerzeugnisse
4 Gemüse und Hülsenfrüchte
5 Obst und Nüsse
6 Fette
7 Getränke

Merken Sie etwas? Der Ernährungskreis und seine einzelnen Segmente entsprechen genau dem, was Sie in den einzelnen Kapiteln dieses Buches über Ernährung »gelernt« haben. Natürlich liefert Ihnen jede Nahrungsmittelgruppe lebensnotwendige Stoffe – aber in unterschiedlicher Menge. Um fit und schlank zu werden (und auch zu bleiben), wählen Sie sich aus jedem Kreissegment Lebensmittel aus. Aber achten Sie darauf:
- wenig Lebensmittel aus Gruppe 2 (Fleisch) und 6 (Fette) zu sich zu nehmen!
- bei Lebensmitteln der Gruppe 2 immer für Abwechslung zu sorgen!

Essen und Trinken: Was – warum – wieviel

Lebensmittelgruppe	**Wichtige Inhaltsstoffe**	**Wieviel Sie davon essen sollten**
Gruppe 1: Milch/Milchprodukte (z.B. Käse, Quark, Joghurt)	Calcium, Vitamin A, Vitamin B_{12}	Täglich 1/4 l Milch und 2 Scheiben Käse
Gruppe 2: Fleisch, Wurst	Eisen, Vitamin A und B_1	höchstens 2- bis 3mal pro Woche 1 Portion Fleisch (max. 150 g), nicht jeden Tag Wurst
Gruppe 2: Innereien	Eisen, Vitamine A, B_{12}, Folsäure	nur alle 2–3 Wochen eine Portion (max. 150 g)
Gruppe 2: Seefisch	Jod, Vitamin D	wöchentlich 1- bis 2mal 1 Portion Seefisch (150 g)

Lebensmittelgruppe	**Wichtige Inhaltsstoffe**	**Wieviel Sie davon essen sollten**
Gruppe 2: Eier	Vitamin A	wöchentlich nur bis zu 3 Stück (200 g gekocht)
Gruppe 3: Brot, Vollkornreis oder Vollkornnudeln, Getreidekörner und -flocken	Eisen, Magnesium, Vitamin B_1, Folsäure, Ballaststoffe	täglich 5–7 Scheiben Brot (200–350 g), oder 1 Portion Reis oder Nudeln (roh etwa 75–90 g, gekocht 150–200g)
Gruppe 3: Kartoffeln	Kalium, Vitamin B_1, Vitamin C	1 Portion Kartoffeln (250 – 300 g = 4–5 mittelgroße Kartoffeln)
Gruppe 4: Gemüse/Salat	Magnesium, Kalium, Vitamin A, Vitamin C, Folsäure	täglich mindestens 1 Portion Gemüse (= 200 g) und 1 Portion Salat (75 g)
Gruppe 4: Hülsenfrüchte	Magnesium, Calcium, Eisen, Vitamin B_1, Folsäure, Ballaststoffe	1 Portion (ca. 100 g roh bzw. 200 g gekocht)
Gruppe 5: Obst	Kalium, Vitamin C	täglich mindestens 1 Stück oder 1 Portion (ca. 150 g)
Gruppe 6: Fette (Butter, Pflanzenmargarine, Pflanzenöl)	Vitamin A, Vitamin E, Linolsäure	täglich höchstens 40 g Streich- oder Kochfett (= 2 EL Butter/Margarine oder 1 EL hochwertiges Pflanzenfett)
Gruppe 7: Getränke	Wasser	täglich 1,5 Liter Flüssigkeit (z. B. Wasser, Tee, Kaffee, verdünnte Obstsäfte, Gemüsesäfte)

Fitessen und schlankbleiben – leichtgemacht

Wer hat eigentlich noch keine Diät gemacht? Sie, liebe Leserin, lieber Leser, bestimmt! So wissen Sie sicher auch, daß am schwersten die Umstellung ist: vom geliebten »In-sich-Hineinstopfen« auf ein maßvolles, genußvolles Speisen. Und auch da haben wir ein paar tolle Tips für Sie:

Die 11 Tricks für alle erfolgreichen Abnehmkünstler

1. Essen Sie langsam! Unser Magen ist ein bißchen schwer von Begriff: Erst nach 15 bis 20 Minuten meldet er dem Gehirn, daß er satt ist. Wer zu schnell ißt, hat dann schon eine ganze Mahlzeit in sich hineingestopft – ohne überhaupt zu merken, daß er schon lange satt ist.
2. Kauen Sie gut! Denn dadurch entfalten sich nicht nur die Geschmacksstoffe besser, sondern man wird auch schneller satt. Und: Ihr Magen hat weniger zu arbeiten. Verdauung beginnt schon im Mund, beim Kauen also.
3. Nehmen Sie sich Zeit zum Essen! Selbst wenn Sie im Job Hektik haben, selbst wenn zu Hause alles drunter und drüber geht: Lassen Sie sich nicht zum Essen in Hetze verleiten. Vor allem nicht im Stehen am Schnellimbiß. Da können Sie alle gesunde Kost und genußreiches Speisen echt vergessen! (Daß man Currywurst mit Pommes nicht als ausgewogene Mahlzeit bezeichnen kann, ist Ihnen nach der Lektüre unseres Buches hoffentlich klar geworden...)
4. Speisen Sie bewußt! Auch wenn das jetzt etwas hochtrabend klingt: Aber wer so ganz nebenher beim Fernsehen oder beim Bügeln Chips in sich hineinstopft, muß sich nicht wundern, daß er Übergewicht hat. Essen Sie niemals »automatisch«, weil es eben da steht, weil es Ihnen angeboten wird, sondern machen Sie sich bewußt: Jetzt habe ich Hunger, Appetit. Und diesen will ich stillen – da genügt eine gesunde Kleinigkeit: eine Möhre, ein Stückchen Gurke, ein Apfel. Das braucht kein halbe Tüte Erdnußflocken zu sein, und auch kein Schokoriegel!
5. Sie müssen Ihren Teller nicht unbedingt leer essen! Das war vielleicht früher so, in Ihrer Kindheit. Jetzt sind Sie erwachsen, jetzt ist das anders: Sie entscheiden ganz alleine, ob Sie noch weiter essen, weil Ihr Hunger noch nicht gestillt ist, oder ob Sie weiter essen, weil man Ihnen jahrzehntelang erzählt hat: »Wenn du nicht aufißt, wird es morgen regnen!« Petrus kümmert sich nicht im geringsten um Ihren halb aufgegessenen Teller...
6. Lassen Sie sich nicht überreden! Jaja, schon klar: die Nachmittags-Kaffeetafel bei der Nachbarin, die Grillfete im Sportlerheim, die Einweihungsparty im Betrieb, das Geburtstagsfest Ihrer besten Freundin... Mit ein bißchen gutem Willen kann man selbst da durchhalten. Und heute gibt es bei jeder Einladung auch was »Vernünftiges« zu

schmausen. Bei Blatt- und Rohkostsalaten (nicht solchen mit Mayonnaise!) aller Art können Sie »zuschlagen«! Sie können den vielen Köstlichkeiten eines kalten Buffets einfach nicht widerstehen? Dann verzichten Sie lieber ganz auf eine Einladung! Zumindest so lange, bis Sie Ihr Wunschgewicht erreicht haben.

7. Sie bekommen immer wieder Nahrhaftes geschenkt? Pralinen, Schokolade, Freßkörbe? Das kann man an andere weiter verschenken!
8. Sie sollten sich regelmäßig wiegen. Einmal die Woche bleibt es Ihnen nicht erspart: Immer auf dieselbe Waage steigen, immer zur selben Zeit und immer ohne Kleidung. Am besten übrigens immer morgens, vor dem Frühstück. Dann haben Sie die genaue Kontrolle über Ihr Gewicht. Und das sieht jede Woche besser aus, weil Sie sich ja brav an unsere Regeln halten...
9. Abnehmen fängt im Kopf an! Nicht daß Sie jetzt Gehirnmasse verlieren sollen – aber wenn Sie ernsthaft den Entschluß fassen, wird es Ihnen leicht fallen. Ihren heroischen Plan können Sie natürlich psychologisch unterstützen: Überlegen Sie, warum Sie wann essen (ist's nicht doch oft aus Frust oder Langeweile?). Helfen Sie sich, indem Sie ein ganz abscheuliches Foto mit Ihrer stärksten Figur parat legen (nicht gleich an den Kühlschrank kleben: Schokolade und andere Eßsünden bewahrt man da nicht unbedingt auf. Außerdem kennt Ihre Familie Sie so, wie Sie sind – ohne Lachvorlagen). Wenn die Lust auf Verbotenes Sie überkommt, werfen Sie einen Blick darauf – das sollte heilsam sein.
10. Wenn Sie einkaufen, haben Sie sich vorher einen Plan gemacht. Den können Sie zwar spontan ändern, wenn Sie Sonderangebote entdecken oder irgend etwas aus der Frischetheke Sie besonders anlacht, aber gehen Sie nicht hungrig einkaufen – sonst ist ein Rückfall in alte, schlechte Gewohnheiten sozusagen vorprogrammiert.
11. Seien Sie stur und egoistisch! Es geht um Ihren Körper, um Ihr Leben, um Ihre Gesundheit – um Ihre Lebensfreude in den nächsten Jahrzehnten. Lassen Sie sich die nicht von »guten« Freunden und Bekannten (»Du gefällst uns so, wie du bist!«), von Verwandten (»Dicke sind einfach gemütlicher!«) und Ehepartner (»Ich liebe jedes Pfund an dir!«) vermiesen. Sie werden nämlich rasch erkennen: Schlank und schön – und das ohne Kalorienzählen – macht richtig Laune. Und das ein Leben lang!

Empfohlene Literatur

Wer sich für weitergehende Literatur zu diesem Thema interessiert, dem schlagen wir folgende Bücher vor:

Ilies, Angelika (Hrsg.): Gesund und fit leben.
Midena Verlag, Küttigen/Aarau 1993

Münzing-Ruef, Ingeborg: Kursbuch für gesunde Ernährung.
Heyne Verlag, München 1991

Oberbeil, Klaus: Der Diät Test.
Goldmann Verlag, München 1992

Wer sich für spezielle Themen interessiert, kann bei der Deutschen Gesellschaft für Ernährung Informationsblätter anfordern:

Deutsche Gesellschaft für Ernährung e.V.
Postfach 93 02 01
60457 Frankfurt am Main

Sachregister